潘肖珏 编著

人天合一
自然养生

潘肖珏微表达

U0220029

复旦大学出版社

图书在版编目(CIP)数据

人天合一　自然养生　潘肖珏微表达/潘肖珏编著.—上海:复旦大学出版社,
2012.7(2022.6重印)
ISBN 978-7-309-09088-8

Ⅰ.人…　Ⅱ.潘…　Ⅲ.养生(中医)-基本知识　Ⅳ.R212

中国版本图书馆 CIP 数据核字(2012)第 162397 号

人天合一　自然养生　潘肖珏微表达
潘肖珏　编著
责任编辑/李又顺　宫建平

复旦大学出版社有限公司出版发行
上海市国权路 579 号　邮编:200433
网址:fupnet@ fudanpress.com　http://www.fudanpress.com
门市零售:86-21-65102580　　团体订购:86-21-65104505
出版部电话:86-21-65642845
上海丽佳制版印刷有限公司

开本 787 ×960　1/16　印张 11　字数 140 千
2022 年 6 月第 1 版第 6 次印刷
印数 18 501—20 600

ISBN 978-7-309-09088-8/R · 1271
定价:36.00 元

如有印装质量问题,请向复旦大学出版社有限公司出版部调换。

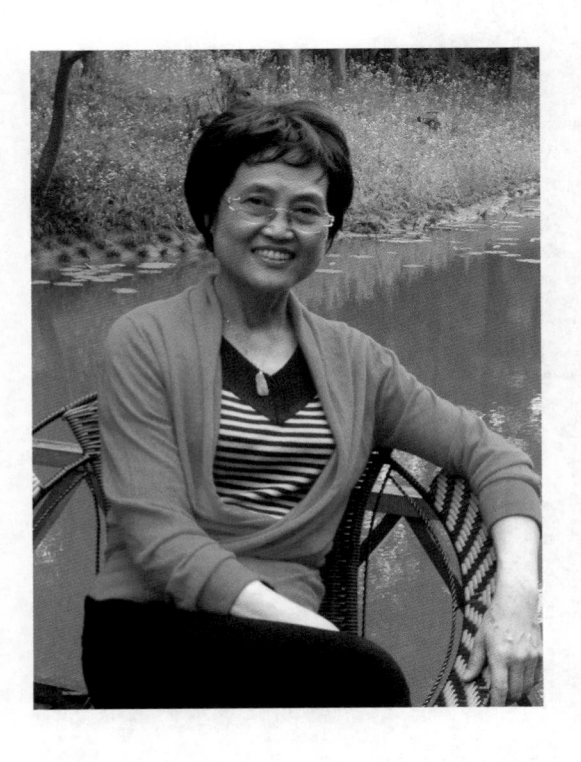

　　潘肖珏，曾是中国知名的公共关系学教授。2005年遭遇最凶险的乳腺癌、股骨头坏死、冠心病等重大疾病。之后，她因病探道，走出人生的低谷，成为一名非著名的养生学学者，并将自己的心路历程撰写成《女人可以不得病》、《我们该把自己交给谁》等著作。

　　现担任上海东方广播电台792频道《名医坐堂》"我的养生经"栏目嘉宾及上海电信怡沁园度假村特邀养生顾问。

　　（图为2012年5月，潘肖珏沐浴在风和日丽的怡沁园度假村）

人天合一／自然养生

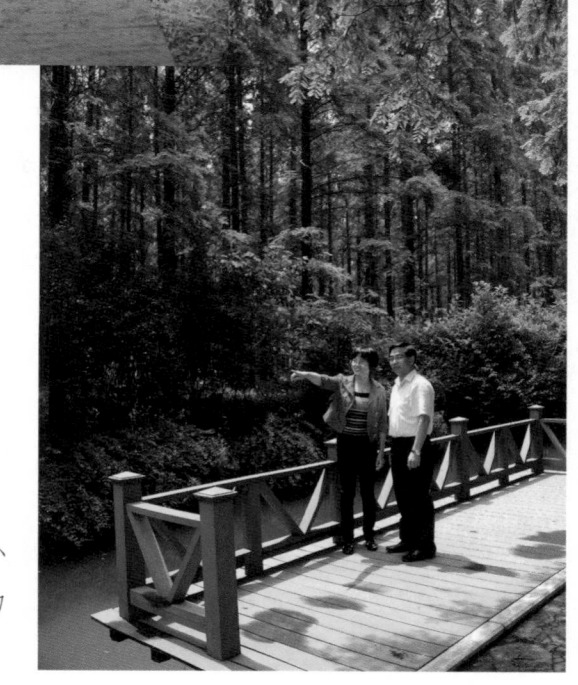

上海电信怡沁园度假村董事长施恩先生向我介绍度假村森林栈道空气负离子的养生作用。这里杉树很多，笔直高大的杉树"木"属肝经，所以"疏肝"的效果明显。

施恩先生告诉我，小河边上的树更养生，因为"木"被"水"滋润了。

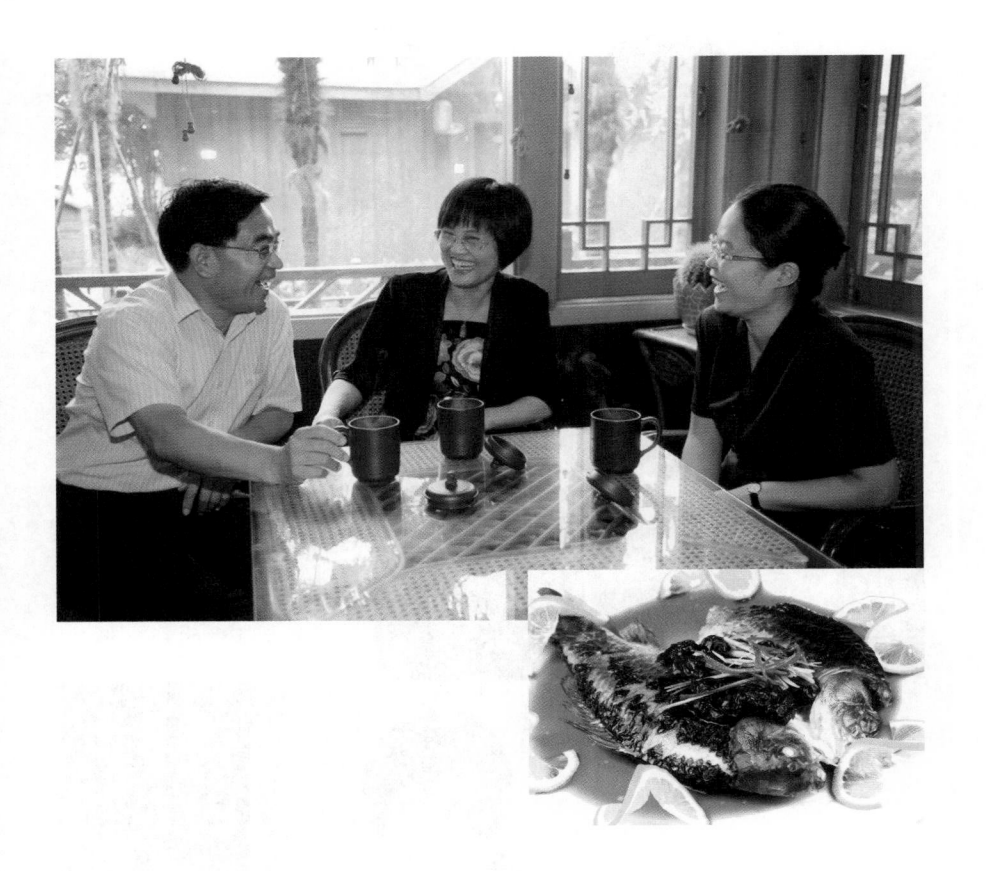

　　我在怡沁园度假村与养生研究专家一起研究开发的养生菜：柠檬红枣蒸河鲫鱼。

　　做法：新鲜河鲫鱼一条，大枣7枚。先将鲫鱼净膛，去鳃，清洗干净，从鱼膛内沿着脊椎两侧用刀划开，不能划开背部，将鱼趴在盘中，用柠檬汁腌制10分钟。红枣去核用开水泡软，放在鱼肚内和鱼身上，加少许黄酒。待水煮开后将鱼放入蒸锅内蒸15分钟左右，然后撒上葱姜丝，柠檬片围在周围，倒入蒸鱼豉油，淋上热油即可。

　　功效：红枣能养心补血，鲫鱼健脾益气，柠檬开胃去腥，有点酸、有点甜、有点咸，三者结合起来，养生又美味。

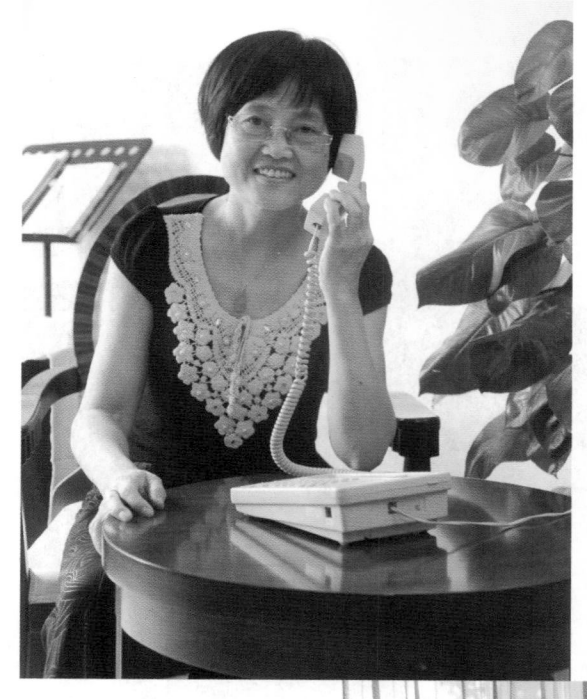

每周五下午与上海东方广播电台792频道《名医坐堂》的听众连线，谈谈我的养生经。

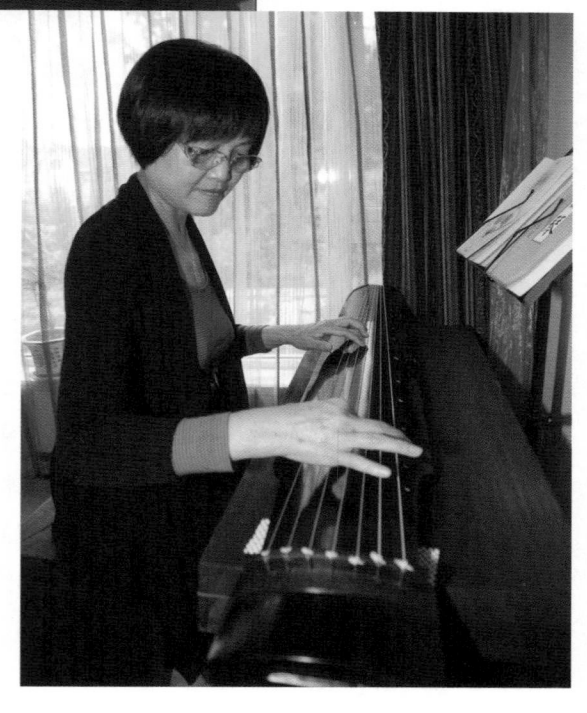

有时拨弄一下刚刚学会的古琴，用以修身治心，涵养性情。

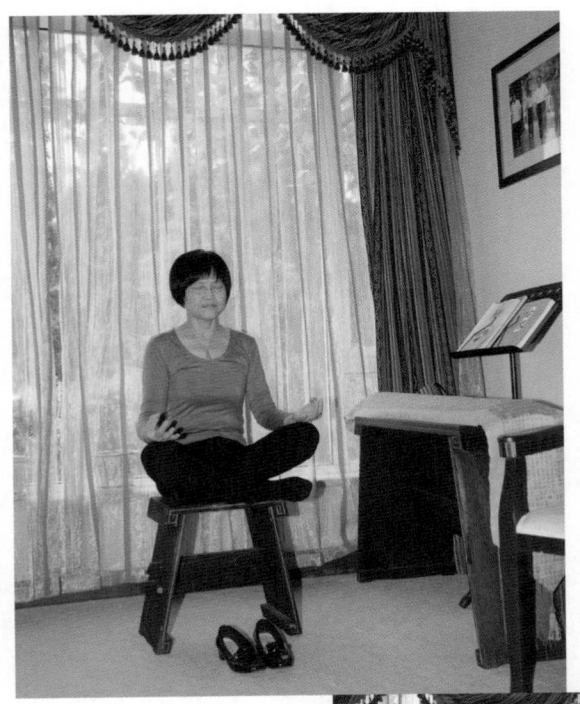

我每天的功课之
一：静坐。

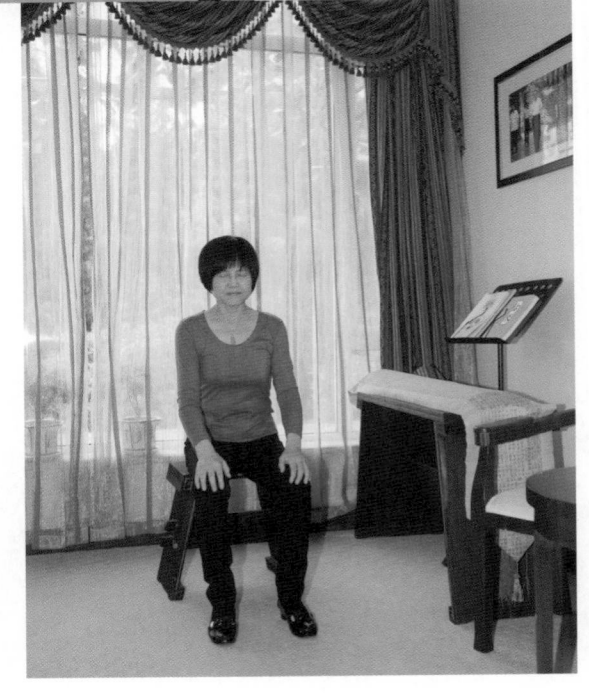

两种姿势交替做：
盘腿式和直角式。时间
起码半小时，才能起到
"以静生动"。要领：放
松、入静。

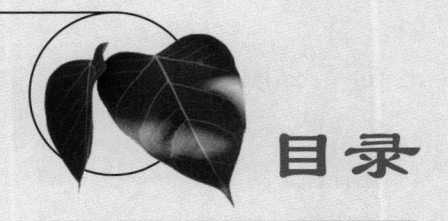

目录

序

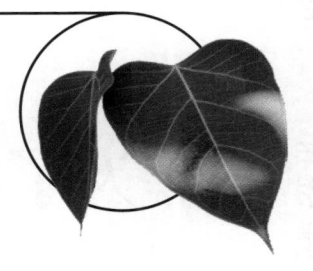

　　我编这本小书，是为了回报和感恩我的读者与听众，是为了与大家一起分享我的养生体会，以及由养生而生发的关于人生的思考。

为了感恩我的读者与听众

2011年7月9日晚，好友、上海人民广播电台著名主持人秦畅在我家聊天，期间，我们有一段对话：

"你开微博了吗？"秦畅问。

"微博是什么？"显然我不是"微族"。

"可以发表140字的意见，谈什么都可以，跨时空地和你的读者交流。随时能发表你的养生体会，你也可以学到其他人的养生方法，当然内容不仅仅是养生。但你必须先在新浪网上注册。"于是，我们的对话被移到电脑前。

"注册名？"

"不要真名。"

"那就叫'潘老师的空间'吧。"秦畅熟练地为我注册成功了。

我也开微博啦！

1周后，我将注册名改为"关门即深山"，身份更隐了。不过，整整1个多月，我的微博发表数量始终是"1"，就是注册那天的"我来了"一条微博。我始终没敢下水，一直在岸上观看。

8月的一天，《新民周刊》的记者刘晓兰告诉我，说有人在微博上到处找我。

> @沈宗尧1945：今天买了"高硒螺旋藻片"，说明书建议每天服1粒，而每粒含硒量为30微克，而潘肖珏老师说她自己每天服的量是400微克。怎么会有这么大的差距？怎样才能联系上潘老师？急！

　　我一看是一条救人的微博，一位丈夫为救治患癌症妻子的求救信。其实，类似的问题，我在自己的E-mail中已回答了无数次。因为回复的邮件方式是点对点的，而微博却能点对面，能让更多的人快速知晓。所以，我决定转换以往与读者的沟通方式，而改用微博来回复他，这样可以让有同样需求的网友知晓这些信息。

> 回复@沈宗尧1945：你好，很高兴我的书能帮助你。关于你提出硒的问题，其实前者30微克是保健用量，后者400微克是癌症病人的量。

　　马上我收到了他的回复：

> @沈宗尧1945：关门即深山，您好，您是潘老师？您真的是潘肖珏教授吗？天那！太意外了！太惊喜了！太幸运了！太……是上帝的恩赐吧？！我要照顾老婆了，今后要麻烦您，请理解。

　　又是这条微博，我考虑应该用自己的实名来命名微博，这样我发布的信息就更有"负责任"的考量。于是，我立即将"关门即深山"改成"潘肖珏"，尽管我是多么地喜欢那个带点禅意的名字。

　　有朋友让我的微博进行新浪认证，加个"V"。我在思忖：是认证我的身份，还是认证我所写的话呢？做真诚的人，说真心的话，写真实的事，要靠认证吗？懵！难道眼下是"假作真时真亦假"？别管……只管自己做"真"人吧！所以，我的微博名只有光光的"潘肖珏"3个字，后面没有任何标志性的内容。因为"潘肖珏"虽然"真话"并不全说，但保证绝对不说"假话"，所以，无需"认证"啦！

到2012年4月，整整8个月，我发表了近1 100条微博。主题围绕自己养生的体会，确切地说是由养生而生发的所思所想和一路的脚印。有不少网友对我的微博很感兴趣，或全文下载，或广为转发，或用笔记下操作方法，更有人提议我出书。为此，才有了这本"编著"。我"编"入了网友们的精华，也"著"进了自己的原创，并以此奉献给读者。

2011年6月，我开始在上海东方广播电台《名医坐堂》节目的"我的养生经"栏目中担任嘉宾，与听众交流我的养生体会。2012年3月的一天，一对老年听众从上海赶到崇明怡沁园度假村见我，那天正好我在会议中心讲课。因为不是讲座听众，他俩被挡在会场外面。而后他们对主办方说，"能否让我们进去远远地看一眼潘老师？"事后我得知此事，心底泛起阵阵感动：我何德何能让我的听众如此厚爱……前方只有4个字：努力精进。

2012年5月10日早上6∶50，我打开手机，跳出一条短信：

> 告诉潘老师，她的书我已看了无数遍，现放在我的床头柜上，成了我的一本女人兼病人字典，也谢谢你！哪天请她吃饭，不为别的，只为崇拜她（转发一位朋友的短信）。顾亦培

我编著这本小书，也是为了回报我亲爱的读者、亲爱的听众，感恩你们！

独乐乐，不如众乐乐。

大病 小病

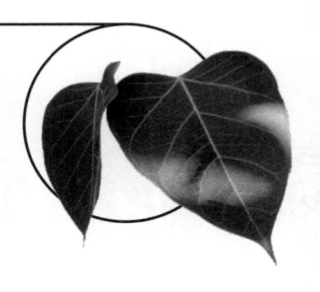

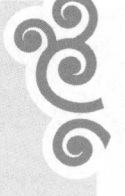

　　人食五谷，不可能不得病。得了病，怎么办?

　　小毛小病自己搞定；重病大病坦然面对。求医亦求己。

　　一旦遇上重病大病，第一，不要被吓死；第二，不要被过度治疗而死。求医，医生是专业的；求己，激发"自愈力"的钥匙，掌握在自己手中。

小毛小病自己搞定

人有"自愈力" ▼

　　我准备在崇明探索一种真正的自然疗法：不吃药（包括中药），只用一些药食同源的食物＋负离子空气＋针刺穴位＋按摩经络＋健身功法＋音乐的同频共振＋意念冥想。用这些手段来极大地调动自身免疫力，从而达到养生效果。自然医学称之为"自愈力"。医学的最高境界是养生；养生的最高境界是应变；养生之道乃应变之道。

　　@尚体网王海龙：我们相信您！期待您早日研究出好成果！

　　回复**@尚体网王海龙**：我觉得我这样养生的方向应该是对的，"吃药是为了不吃药"。当然，这是个系统工程，有个性化的"处方"，也有各种手段的配伍问题，还要在过程中不断调整……这些都需要慢慢探索，但很有价值，这是21世纪健康管理的方向。

养生要从30岁开始 ▼

　　从健康的角度，人的生命线大致分为5个时期：0~35岁为人生最活跃期、健康期；35~45岁为疾病形成期；45~55岁为生命高危期（疾病爆发期）；55~65岁为安全过渡期；65岁以后如果没有明显的器质性病变，反而是相对安全期。我的乳腺癌就是在55岁爆发的！现在看来，养生至少应该从身体黄金期转折时就应该开始了，也就是大约30岁。因为这个时候已经开始出现气血不足的苗头，只是身体反应还不明显而已。

所以，"三十而立"之时，也就是养生之时。白领们记住啰！

科学家认可的9种"另类"养生法 ▼

①赤足走路。②适度饥饿（每天三餐中要有一餐像样的饥饿感）。③每天倒立10分钟。④每天倒走20分钟。⑤想哭就大哭一场（不要憋哭）。⑥每天爬行数十分钟。⑦洗凉水澡。⑧适度疲劳。⑨在空旷处大喊大叫，以释放压力。

这些"另类"养生法是因人而异的，比如患心血管的就不宜倒立，也不宜洗凉水澡。而应该根据自己的情况择善而从，并要注意安全，否则得不偿失。

我的刷牙经验 ▼

朋友们都羡慕60开外的我还有一口好牙齿，我的经验是早晚要用不同的牙膏。近日看到牙科专家从理论上支持我的这一做法，窃喜我又选择了正确的养生路径。研究显示，人体口腔分泌的唾液本身具有抑菌功能，白天强于晚上。因为白天的唾液分泌量是晚上的4倍。所以，晚上要选择长效的牙膏，才能健齿和护牙。

@moonever：这招学了，在上周的《申江服务导报》上学到了潘老师用竹盐牙膏当洗面奶的方法。希望潘老师能够多多集结一些物美价廉而健康养生的好方法，很受用的。我最近刚拔掉智齿和一颗多余的牙齿，补了一颗牙。医生建议，不管有无疾病，最好每年牙科随访一次，洗一次牙。

回复@moonever：口腔健康，一生健康！

缓解牙痛的方法 ▼

@孔令谦：牙疼不是病，疼起来要人命。这是口头禅，可见牙疼的确是比较烦心、烦人的。有一种成药叫"六神丸"，若是巧用可以缓解牙痛。但这个方法不是吃，而是取10粒六神丸用温开水化开，以之漱口，可以迅速缓解牙痛。但注意，切莫咽下！

除牙过敏的四招 ▼

①嚼绿茶叶。每次1克，咀嚼5分钟，每天3次。②嚼生核桃仁。先用淡盐水漱口，然后将20克核桃仁放口中嚼5分钟，慢咽，早晚各1次。③大蒜擦牙。将独头蒜切片放置5分钟，而后用其摩擦过敏牙齿3分钟，每天3次。④涂维生素C油。先用温开水漱口，将维生素C粉末拌山茶油涂在过敏牙齿上，半小时内禁止饮水，每天3次。

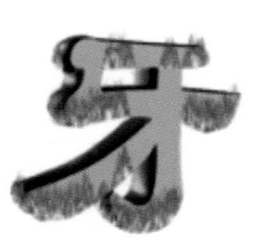

对付春天的感冒 ▼

①每天喝一大杯温开水；②咽喉疼痛的话，温开水中加入一勺蜂蜜、一捏盐、几滴柠檬汁；③尽快排除寒气，用生姜5大片加红糖煮水；④大桶泡脚，浑身出汗；⑤继续喝温开水，多上几次厕所；⑥蒙上被子睡觉；⑦等待第二天，继续用生姜、红糖煮水巩固。

让你远离冬季感冒 ▼

@饮食健康：①酸奶：益生菌保护肠道。②鸡汤：调节免疫、预防感冒。③牛肉：补锌，增强免疫力。④蘑菇：增加白细胞，抗感染。⑤鱼和贝类：补硒,防病毒。⑥绿茶：防流感。⑦大蒜：抗感染和细菌。

⑧燕麦和大麦：抗细菌，抗氧化。⑨红薯：增强皮肤抵抗力。

缓解骨质疏松，喝红茶吃菠菜糕 ▼

人体骨质在35岁以后开始流失，而女性骨质流失的速度原本就快于男性。红茶中富含的微量元素钾，能增强心脏血液循环，并能减少钙在体内的消耗。红茶中所含的锰，又是骨结构不可缺少的元素之一。但千万要喝清淡的红茶，过犹不及，太浓的茶反而伤身。骨骼强健，才能身材挺拔！

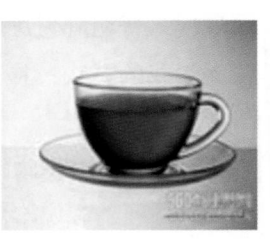

@健康一身轻官方微博： 菠菜糕有助健骨。一提到菠菜，您是不是就能想到大力水手？其实，菠菜里真有一种成分能帮咱健骨，那就是维生素K，因为它能帮助钙吸收。菠菜糕您吃过吗？先往面粉里少放点泡打粉，再往里打上个鸡蛋，搅拌均匀，等面团稍微发起来了，就把菠菜焯好切断、胡萝卜切丝，撒在上面，蒸15分钟左右就行了。

肩周炎的缓解办法 ▼

@明珠JJ： 右侧肩膀突然很痛，胳膊举不起来，按上去肩膀外侧有痛点，手臂转到后面有困难。这是啥病啊？肩周炎吗？我一直在家，没有剧烈劳动，没有外伤的可能。贴了伤膏药，泡了热水澡，还有啥办法能缓解疼痛？请教潘肖珏老师。

回复@明珠JJ： 我判断你的情况有点像"五十肩"，肩周炎的一种，一般是50岁左右的人容易得，也是一种退行性病变。因为是右肩，可能与你打电脑有关，现在称之为"鼠标病"。除了你的方法外，建议用频谱仪或红外线理疗。这几天较冷，注意保暖。若要快点好，可去医院针灸推拿。咱不焦急，没大碍的。

改善脾胃，保持肠道健康 ▼

我在东广792频道《名医坐堂》节目曾聊过一个抗衰老的话题：肠道年龄决定寿命。据专家调查，百岁长寿老人有一个共同的指标——腹温高。表明这些老人的肠道非常健康，血液循环正常，正气足，百病消。而现代人普遍脾胃虚弱，或湿热，或寒湿，或胃强脾弱。有没有办法改善呢？我的方法：补充益生菌制剂＋常服酸奶＋每天揉腹。

@王苗条笑嘻嘻：潘老师，您好。每星期都收听您的电台节目，受益匪浅。您说改善肠道也可以吃些益生菌之类的，那培菲康可以常吃吗？常吃会产生副作用吗？还有自己做的酸奶一定要冷藏吗？因为自己有胃病而不能吃冷的食物。

回复@王苗条笑嘻嘻：培菲康可以吃，按照说明书服用。自己做的酸奶在冬天一两天不冷藏应该没问题，冬天吃酸奶可以随餐吃，这样就解决了吃酸奶太冷而不利于温暖胃部的困扰。

养胃是我们一生的功课 ▼

我在崇明生活了半年多，一直不明白为什么许多崇明人的脾胃都欠佳，舌苔都呈白腻的呢？后来在自学中医时明白了：多盐多酸的饮食习惯会助湿生湿，不利于脾胃健运，尤其在雨水多潮湿的季节和低洼潮湿处。崇明属四面环水的岛屿，湿气很重，而偏偏崇明人的口味又重，菜肴很咸，再加上崇明的水质又硬，于是脾胃运化水湿的功能就大大减弱，导致他们被脾胃病所困。治疗一切慢性病的关键就是健脾。而饮食健脾最快的方法是山药薏仁芡实粥、红枣、牛肉、四季豆，少盐，少吃腌制食品。另外，经常用艾条灸"阴陵穴"，它是专祛湿毒的穴位。最后应该迅速改善水质。水质决定健康！

常吃橄榄油可降低罹患溃疡性肠炎的风险

季节交替通常是肠胃炎多发高峰。常吃橄榄油可降低罹患溃疡性胃炎和肠炎的风险。研究人员发现，与较少进食橄榄油的人相比，经常进食橄榄油的人罹患溃疡性胃炎和肠炎的风险要低90%。科学家分析说，橄榄油中富含一种叫油酸的物质。这种物质人体必需，但人体不能自主合成。油酸具有抑制溃疡性胃炎和肠炎炎症因子的作用。

哪些药不宜用白开水送服

（1）清热药宜用米汤服：米汤作为药引送服能护胃，熬出的米汤要达到黏稠程度才有效。

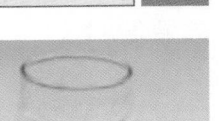

（2）吃六味地黄丸喝淡盐水：食盐性寒，有清火、凉血和解毒之功效，因其味咸可引药入肾。

（3）服止咳糖浆5分钟内别喝水：服药后立即大量喝水，会降低咽部药物浓度，稀释胃液，影响胃肠道对药物的吸收。

这样泡脚才能祛病健身

"养树需护根，养人需护脚"。泡脚须知：

第一，泡脚水不能太热，以40℃为宜。这是由于：一方面，水温太高，双脚的血管过于扩张，人体内血液更多地流向下肢，易引起心、脑、肾等重要器官供血不足，尤其对患有心脑血管疾病的人来说，无异于雪上加霜；另一方面，水温太高，易破损足部皮肤表面的皮脂膜，使角质层干燥乃至皲裂。

第二，泡脚时间不宜过长，以15~30分钟为宜。在泡脚过程中，因为人体血液循环加快，心率也比寻常快，泡脚时间太长的话，易增加心脏承担。此外，因为更多的血液会涌向下肢，体质衰弱者易因脑部供血不足而发生头晕，甚至昏倒。其中，心脑血管疾病患者、老年人应特别注意，要是出现胸闷、头晕，应停止泡脚，并躺在床上歇息。

第三，饭后半小时内不宜泡脚。吃完饭后，体内部分血液流向消化道，要是饭后当即用热水泡脚，本该流向消化系统的血液转而流向下肢，日久会影响消化功能，导致营养缺乏。最好吃完饭过1小时后再泡脚。

第四，中药泡脚最好用木盆或搪瓷盆。

第五，泡脚水不能太浅，至少要没过脚面，当然，连小腿一起浸泡效果会更好。

中药泡脚治病的配方 ▼

（1）抗感冒：鲜生姜60克，煮15分钟，泡脚20分钟。

（2）治腹泻：肉桂30克，煎煮20分钟，泡脚20分钟。

（3）止胃痛：艾叶20克，煮15分钟，泡脚15分钟。

（4）祛风寒：桑枝30克，煎煮20分钟，泡脚15分钟。

（5）防止皮肤瘙痒：苦参、白鲜皮、蛇床子、虫衣、红紫草、防风各10克，水煎取汁泡脚。

（6）高血压和心脏病患者：用芹菜叶煎水泡脚。

冬天怕冷怎么办 ▼

①多晒后背补阳。人体前面是阴，后面是阳，补阳补后背。②多食温补的食物，如菠菜、香菇、黑木耳，此类食物补铁，缺铁会怕冷。③杜绝久坐不动的"雕塑生活"，加强运动，晚上泡脚、按摩。④给自己减压、别紧绷，压力是使血液循环恶化的原因。⑤3个穴位艾灸：关元、

足三里和三阴交。

3种内裤不宜穿

（1）太紧的内裤：易与肛门、尿道口、女性外阴产生摩擦，使污垢中的病菌进入体内，引起泌尿道或生殖系统感染。

（2）深色内裤：不易发现女性白带的病变信号，如白带混浊、带红等。

（3）化纤内裤：透气和吸湿性较差，局部潮湿，利于细菌繁殖，从而引发炎症。

常穿牛仔裤的五大危害

①牛仔裤通常甲醛超标，容易导致皮肤过敏。②穿低腰牛仔裤容易导致女性尿路感染。③穿紧身牛仔裤，会因血液循环不好带来手脚冰冷等问题。④穿砂洗牛仔裤会受到矽肺病的威胁。⑤牛仔裤不能及时清洗，会对女性生殖健康造成极大的危害。

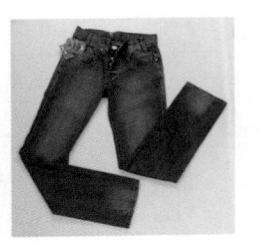

7种梦境预示健康状态

@饮食健康：①梦到有人敲打你的头：与脑部神经系统有关；②梦中听到怪声：与听觉中枢有关；③梦到气管被卡住窒息：与呼吸系统有关；④梦中被追逐：与心脏供血有关；⑤梦中走路不稳：与心绞痛有关；⑥梦到从高处坠落：与心脏病有关；⑦梦到水的场景：与肝胆肾脏有关。

编后语

有点道理，如我感到被追逐和从高处坠落，都是我心脏病要复发的前兆。

仰卧洗头伤颈椎

@女性健康讲堂：美发店洗头多以仰卧姿势，美国医学专家却指出，在享受洗头服务过程中容易损伤颈椎。专家建议：勿经常仰卧洗头；仰卧洗头时应加一个软垫或卷起一条毛巾承托颈部，不要使颈椎过度后伸；洗完头后不要快速地猛力起来，应缓慢地抬起头来，使头颈部回复正常的血液供应。

编后语

这段话靠谱，我们要注意！

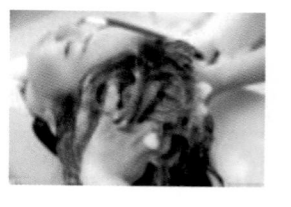

请告诉有高血压的朋友

@全民健康互动：①每天走路超过6 000步；②翻日记，看看让你高兴的往事，保持血压平衡；③坚持每天吃4瓣大蒜；④多吃芹菜；⑤尽量少喝含糖饮料；⑥多吃土豆和茄子，补充钾；⑦每天喝牛奶补钙；⑧一定要戒烟戒酒；⑨每天食盐不超过5克；⑩吃柠檬，补充维生素C。

醋浸生花生：将带皮的花生用陈醋浸泡7天以上，每晚睡前吃3~4粒，有利于降血压。

编后语

"坚持每天吃4瓣大蒜"这点不敢苟同。理由：高血压患者一般容易肝火旺，而每天吃生大蒜，易上肝火，更会诱发血压升高。所以，要谨慎！当然如果吃熟的，那就不要紧。

一年四季都要温开水

@全民健康互动：①温开水漱口清洁口腔；②温开水刷牙保护牙龈；③噎住了，赶紧喝点温开水，有助疏通食管；④温开水，解酒效果好，可有效稀释酒精，保护肝脏；⑤晨起喝温开水可以"保胃"。

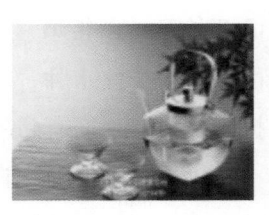

编后语

即便在夏天，刷牙也应该用温开水。为了保护胃，一年四季都应该喝温开水。但天热时，我往往做不到，而一些养生大师却能严格遵守纪律。所以，他们能成为养生大师。

调理肝胃不和的茶

这几天秋燥厉害，肝火旺，胃气不下降，舌苔暗。中医诊断：肝胃不和。我自制了玫瑰花＋菊花＋枸杞的三味茶。玫瑰花入肝、脾二经，柔肝醒胃，流气活血，能解胃脘胀满、隐痛嗳气。菊花清肝明目，秋天服用效果更佳。枸杞滋补肾阴。喝一阵子吧，有益无害！请看，我开始制作了……

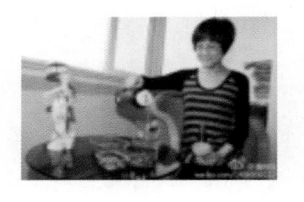

关注身体四大求救信号

心脏有问题时，左臂酸麻，额头长疮，呼吸不顺，胸口会刺痛，发作几秒。肝脏有问题时，右上腹痛，右后腰酸痛，右肩酸麻痛，小腿易抽筋。肾脏出现问题时，声音沙哑，腰酸背痛，颈部僵硬。脾胃出现问题时，偏头痛，食欲减退，腹部胀气。

身体需要排毒的征兆

①胃要排毒：舌苔发黄、口臭，好多人都感觉"吃不饱"。②脾要排毒：面部长斑，白带增多。③小肠要排毒：下巴出现痘痘。④肾脏要排毒：面部或者身体水肿，疲倦感增加。⑤心脏要排毒：舌头长溃疡。⑥肝要排毒：指甲表面有凸起的棱线，或向下凹陷。

排毒，才能保畅！清，是补的前提！空，才能再加！驱邪是另一种意义上的扶正！所以，我们要先给身体做"减法"，而一味地做"加法"的做法是不明智的。

怎样对待生病

@禅一_禅医：人的大部分生病现象是人体在调节、清理身体垃圾时所表现的现象，是人体自动调节平衡所表现出的状态，所以应该把它们当成正常的生理现象，而不应该去把它当成病因来消灭。所以，当人生病的时候，一定不要有怨恨嗔恚心，心里要安定，心定则气顺，气顺则血畅，气顺血畅则百病消。

@上海沈善增：这种现象，中医叫"瞑眩反应"，百度上可以搜到。这是中华医学对身体、疾病特有的深刻认识。

回复@上海沈善增：同意沈老师的话。这个理念对国人太重要了！怎样对待自己身体所发出的各种信号。我们需要学习！

"药王"孙思邈的养生妙方

孙思邈在他的著作中说，他常用艾火"遍身烧"，而灸得最多的穴位，就是足三里。孙思邈长年累月地用艾灸足三里的方法进行养生，因此活过百岁。具体方法：将艾条点燃，悬于足三里穴上方2~4厘米处，然后将艾条呈上下鸟雀啄食状对足三里穴的皮肤进行灸灼，至皮肤有强烈热感为止。

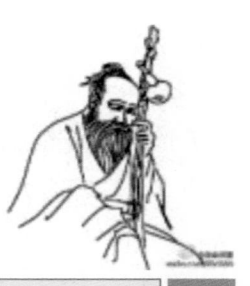

健康七注意

①少喝奶茶，不吃刚烤好的面包。②远离正在充电的电源。③最佳睡眠为晚上10点至早上6点。④晚上8点后不进食。⑤有午睡习惯的人不易老。⑥手机电池剩一格时的辐射是平时的1 000倍。⑦要用左耳接电话，用右耳会直接伤害到大脑。

食物抗生素让你消炎

由于"超级细菌"的出现，人们对滥用抗生素产生的危害越来越重视。而有些食物其实也能提供天然的抗生素，比如生姜、葱白、大蒜、白菜、茴香、萝卜和平菇。平菇含有大量的蘑菇核糖酸，能够有效抑制细菌的合成与繁殖。同时，其营养成分能促进人体的新陈代谢，对肝炎、感冒、胃炎等都有较好的辅助治疗作用。

七大养发秘笈

@饮食健康：①适当吃些黑芝麻；②每天睡眠不少于6小时；③多吃青菜、水果，少吃油腻及含糖高的食品；④减少染发、烫发次数，吹风机要与头发保持20厘米的距离；⑤洗头时水温不宜超过40℃；⑥勤梳头、多运动；⑦选用对头皮和头发无刺激性的天然洗发剂。

编后语

经常被人问到，你的头发是自己的吗？回答：yes。于是赞扬声一片。这7个养发秘笈，我能做到5个以上。奇怪的是，这7年中尽管一次次遭遇大病，可我的头发居然青丝依旧。中医认为，头发与肾气有关。我继续加油吧！

重病大病坦然面对

预防胃癌，从白领的午饭做起

近日媒体曝出"中午带饭成为年轻人胃癌的诱因"。专家说，隔夜菜煮熟后若放置时间很久，在细菌分解作用下，硝酸盐便会还原成亚硝酸盐，有致癌作用，加热也不能去除。所以，吃隔夜饭菜患胃癌的风险高3.6倍。

如何对付乳腺癌

汤钊猷院士新作《消灭与改造并举》披露了其夫人（也是医学专家）在5年前也患了恶性程度很高的Her-2阳性乳腺癌，并腋下淋巴转移。其病情基本与我一样。术后用了最新的分子靶向治疗——郝塞丁，但又因心脏副作用而半途而废。今天与汤院士交流后才得知，其夫人以后的干预理念与措施也基本与我相似，我有点得意。

我认为，带瘤生存者要迅速而全面地采取适合自己的"扶正祛邪"

的干预手段，抑或用汤院士的语言"改造"肿瘤。人体有很强的自我修复能力，即"自愈力"。

美国《癌症研究》杂志网络版发表一项最新研究：女性从食物中摄入的镉元素量越多患乳腺癌的风险越大。专家认为动物的肝、肾以及某些贝类海产品中镉元素含量相对较高。如果食用全麦食品和蔬菜较多的女性患乳腺癌的风险相对较低。黑木耳可以除镉。呵护乳房是女人一生的功课，改变饮食，多运动，开心每一天，活出自己！

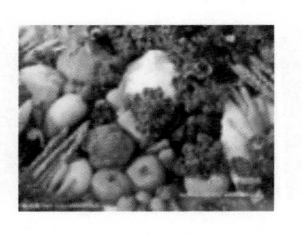

好几位30岁出头的乳腺癌患者看了我的书以后与我联系，而且病情都不轻，我心情很沉重，都是花样年华啊！她们中或离婚，或失恋，或婆媳关系紧张，或坐在宝马车里哭，或职场失意……循证医学证实，凡长期心情欠佳的女性，80%以上都有乳腺疾病，而这些人群中患乳腺癌的可能是常人的5倍。女性朋友警惕情志致病！

汤钊猷院士建议癌症患者的饮食处方

①每天应保证吃5种蔬菜、黑木耳、菌菇类、薏仁米。②少吃花生和玉米制品。因为它们一旦发霉变质会产生黄曲霉素，而黄曲霉素又有耐高温的特点。③远离烧烤和腌制品，因它们也有一定的致癌作用。我非常赞同这样的饮食原则，这是改变癌症患者酸性体质的良方。

关于我书中的3种药

@就用贝小雨：潘老师，您书里说的抗癌的3样法宝是不是多数癌症患者都可以吃的？我妈妈是胆管及胰腺肿瘤，不知道硒片、月见草油和甲壳素我妈妈可以吃吗？还有您上次说的青蒿素又适合什么人呢？

回复@就用贝小雨：我书中讲的是针对我的病。①月见草油只适合 Her-2 强阳性的乳腺癌，其他癌症包括不是这类的乳腺癌都不合适。②硒是微量元素，可以到三甲医院去配，所有癌症病人都可以吃。③甲壳素，现在海洋污染太厉害，我已经不吃了。我在书中讲的甲壳素，是根据预防医学专家的研究。我认为，其实改变酸性体质的这一类产品很多，比如青蒿素、藻类产品、恰玛古……关键是要找到适合自己身体的，才是有效的。这些年，我就是像神农尝百草，试过之后才知道是否适合自己。适合别人的，不一定适合你，这就是个体差异。

@情韵酱：潘教授您好！这两天在家拜读了您的《我们该把自己交给谁》，很受启发！其中您有提到月见草油是从温哥华带来的，不知是否方便告诉该产品的英文名（若有照片的话更好）。

回复@情韵酱：月见草油可以买上海信谊药厂的。

@heliber：想知道潘老师对素食怎么看，特别是对肿瘤病人。

回复@heliber：素食是碱性食物，多吃对人身体有好处。特别是肿瘤病人，能改善其酸性体质。我的荤素比例一般不超过3∶7，只在午餐少许加荤，基本不吃猪肉，不喝牛奶。当然各人体质不同，适合自己的，才是最好的。但愿天下女人不生病，少生病，起码不生我的那种病。这就是我要写书告知女人们如何呵护自己、关爱生命的初衷。

@老天真会开玩笑2012：潘老师，乳腺癌患者到底能不能吃豆制品？有的说碰都不能碰，有的说豆制品中的植物雌激素可以抗癌，到底哪种观点是正确的？还有，今天看微博第一次看到有人说乳腺癌患者山药不能吃，以前所有医生都说山药是好东西啊！太令人困惑了。

回复@老天真会开玩笑2012：豆制品，乳腺癌患者不能碰，太夸张啦！只要不是把它当饭吃，应该没问题的。至于山药，乳腺癌患者也不能吃，这个观点我实在不敢苟同。我是不忌豆制品，包括豆浆的。而山药是我经常吃的，山药补五脏，健脾胃。

@H家少奶奶：潘老师，羊肉乳腺癌病人到底好吃吗？有的说太热了，是发物，搞的我病后一口也不敢吃了。

回复@H家少奶奶：如果体质是热性的，当然不吃为妙。如果身体没有热象，三九寒天吃点羊肉是有好处的。因人而异吧。

乳腺癌诊断方法　▼

@医疗健康Lilian蓝：乳腺癌诊断方法包含：超声检查适合致密乳腺，八成病变可以被诊断。X线钼靶技术对诊断也非常重要。MRI诊断由于费用和技术等因素，适合不同状态的乳腺癌诊断。

编后语

还有一种诊断方法：人体代谢热成像检测（TMT），它是一种远红外技术。对乳腺良、恶性病变的鉴别时间与PET-CT相仿，但费用却大大低于PET-CT。

从于娟之死说开去　▼

今天无意中发现有这么一条"过时"的微博：

@可爱的老文文：得知复旦大学于娟死了，眼泪直流，同病相怜也好，可怜幼儿也罢，心真酸。复旦（作者更正：我不是复旦的，但我的书是复旦大学出版社出的）的潘教授你可一定好好地为了自己，也为了看过你书的人活着。珍惜你身边的人，珍惜每一天。

特意转发的理由是已经不止一个病友对我说，"潘老师你可要好好活着，让我们更有信心，让我们的前方更光明。"我活得很有点"使命"意味啊！

下午有人告诉我，她在手机上看到一则有关我与于娟的事。回家上网，果然看到此文。其中有一句话与事实不符：说我曾"建议她放弃化疗"。我只是提醒她，在高强度的化疗期间，要当心身体的主要脏器出问题。建议她不要忽视了"扶正"的功课，正气内存，才能邪不可干。我列出了一些增强"自愈力"的措施。

我不是医生，我不会对他人的医疗行为下判断。再说，每个人的情况都不一样，每个人对疾病的认识也不同。我对所有前来咨询的读者，强调"大体则有、定体则无"。任何一种方法都要接受"个体差异"的检验。我非常欣赏一位大家的话：医学的最高境界是养生，养生的最高境界是应变，养生之道乃应变之道。

昨天去松江看望一位未满50岁的女干部乳腺癌患者，她的病情和我一样，同属Her-2强阳性乳腺癌，当然确诊时她病情比我轻。她是1期，无淋巴转移，术后做了规范的6个疗程化疗。但12个月后转移到肺，15个月后转移到脑，18个月后转移到骨，期间一路放化疗，24个月后被回家……她让我想起了1月份来我家的于娟……望着眼前被回家后的她，"前方的路在哪里？！"她还对我说："潘老师，我这么听话，听专业的，不对吗？我们到底该把自己交给谁？"我能说什么？我无语。

经常听到这样称呼我："抗癌勇士""抗癌明星"，其实我不是。我和医生们都是好朋友，我非常尊重医生，他们是专业的，而我是业余的。我和医生们的终极目标是完全一致的：治病。但在治病的思路和路径上，也许我有自己的想法和做法。我对待癌症是一种"鸽派"风格，而非一味地斩尽杀绝的"鹰派"式的对抗。

人体内有两种细胞：抑癌细胞和促癌细胞。如果抑癌细胞多于促癌细胞，就不会得癌症。所以，我始终遵循以扶正而驱邪的原则，尽一切可能，穷尽一切手段，迅速改变体质，即改变土壤，增加自身的抑癌细胞，这才是从"根"上解决问题。所以，我是寻根，从源头上着手。我的体会，全部写入《我们该把自己交给谁》书中。

我面对2008年的另一场大病：双侧股骨头坏死。在所有专家规劝我尽早置换人工髋关节的时候，我却在寻找引起股骨头坏死的原因，即寻根，而不是简单地将"结果"置换了事。我明白：如果不在病因上着手，即便是今天将"结果"除掉了，那明天还会有新的"结果"出现。不解决"因"的问题，"果"必然会卷土重来。

我患的是缺血性股骨头坏死，股骨头是因"缺血"而坏死的。如果能够在一定的时间内迅速建立股骨头周围的侧支循环，以改善股骨头的血供，让它停止坏死，甚至"起死回生"，这就是我当初治疗股骨头坏死的思路。

思路决定出路，方法决定成败。我用什么方法抑或用什么路径来实现我的思路呢？我选择：针灸＋推拿＋食疗＋局部药敷＋初期的中药内服＋自编锻炼操＋积极的心态。

心态决定状态！1年后初见成效，摆脱轮椅；2年里，扔掉拐杖，行走自如；3年后，坚强锻炼，继续巩固；后3年，间歇性治疗，不断维护，直至永远。这就是我对待一切疾病的态度，无论是大病还是小病。

我治疗这两个世界性疾病的思路都是从病因着手的。换言之，只有迅速找到去除"因"的途径，"果"就无法导致。"因"和"果"不能倒置，这是最简单的道理。但这么简单的道理，居然当人们自己真的是患了病的时候，竟然会说服不了自己，而死死地穷追猛打那个"果"，以至于"赔了夫人又折兵"。

好多人说我很坚强。我为什么会坚强？因为我没有选择，没有退路！又说我很智慧。我为什么会智慧？因为我明白"聪明"救不了我的命！

前几天，上海市有关卫生部门又来电询问"潘肖珏还在吗？身体怎样？还在用哪些方法治疗？"没有放、化疗并腋下淋巴有转移的Her-2

强阳性乳腺癌,7年了,这人还在人间吗? 他们在随访、在观察,每年来"关心"一下。每每这个时候,我会有点得意:我又赢了一年,我还在人间,而且很滋润地活在人间。当然,不可掉以轻心,不可忘乎所以,才能继续赢下去。

女性朋友请注意 ▼

美国密苏里大学最新一项研究发现,香菜和芹菜中含有一种化合物——芹菜苷,具有抗癌作用。他们通过实验发现,芹菜苷可使肿瘤细胞总数大大减少,在一定程度上延缓或阻止乳腺肿瘤的形成。其他含有该物质的食物还包括苹果、橙子、坚果等。我们应该多吃此类食品,病从口出,呵护好自己的乳房,让生命绽放美丽。

请保持晚上11点前睡觉的习惯。晚11点到凌晨1点是人体分泌褪黑激素的时候。据有关资料记载,女性长期熬夜,势必褪黑素水平降低,将会增加患乳腺癌的风险。呵护自己生命的第一条,请您遵守作息时间。

不要喝存放在汽车里的瓶装水 ▼

@健康养生大百科:有位朋友的母亲最近被诊断出乳腺癌。医生告诫她:女性实在不应该喝存放在汽车里的瓶装水,热能和塑料瓶子两者遇在一起就会产生化学物质,而后者将会导致人们罹患乳腺癌。

不花钱的防癌方法 ▼

@修心养生辞典:①每天走路1小时,降低一半患大肠癌的概率;②饭后散步30分钟,患胰腺癌的风险减少一半;③干毛巾反复摩擦整个背部10分钟;④每天开窗30分钟,排出室内甲醛、氡等致癌物;⑤每天晒15分钟太阳,可降低乳腺癌、结肠癌、前列腺癌、卵巢癌

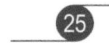

及胃癌的风险；⑥保证睡眠，预防乳腺癌。

编后语

　　据权威部门调查，如今的上海，每8个人中就有1人患癌。可见，防癌比抗癌重要1万倍！虽然，癌症是多因一果的产物，如果我们能从改变自身的生活方式着手，那就会让预防癌症的关口前移。预防才是硬道理！珍惜生命从当下开始！

记住这些"防癌抗癌数字"

　　每天1斤果蔬，30分钟有氧运动，家装4少（少人造地板、少大理石、少油漆、卫生间少放消毒液），睡够7小时，一年体检1次，远离二手烟，开心每一天。让我们从饮食、运动、环境、情绪，全方位筑起养生保健的良好基石。

防癌抗癌关键是提高免疫力

　　免疫力可以这样提高：①用鼻呼吸。鼻的净化与加湿功能能使人体免受空气中漂浮的尘埃和细菌的污染。②用两侧牙齿细嚼慢咽。只要活着，我们的整个头盖骨就能通过呼吸和咀嚼来进行骨髓造血。③面朝上睡觉。④少吃冰冷食物，保持腹温。⑤常做放松和伸展运动。⑥沐浴阳光。⑦吸收对身体有益的能量，比如经常与好友聊天，开心地大笑；阅读与聆听有利于身心健康的艺术作品等。

防癌先护脾胃

　　中医很早便认识到饮食与肿瘤的关系，认为无论饮食不节、饥饱无

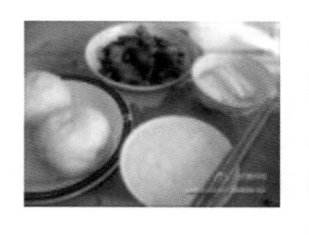

度或饮食偏嗜，均能影响脾胃的功能，最终导致津伤气结痰凝而产生肿块。护脾胃首先早餐应做到：宜软不宜硬；宜少不宜多。要改变"早吃饱"的信条，不让刚升起的胃气因大量进食给压下去。脾胃是人的后天之本！

防癌还要养肝脏

中医强调：晚上睡觉别晚过11点。因为此时开始至凌晨3点，血液流经肝、胆，应让身体得到完全的休息，否则肝的功能易受影响。中医认为肿瘤病在厥阴，而厥阴经就是肝经，正好是人体阴阳经顺接的部位。癌症的关键病机在于阴阳气不相顺接，气滞血瘀，痰凝所致。让我们早睡护肝防癌症！

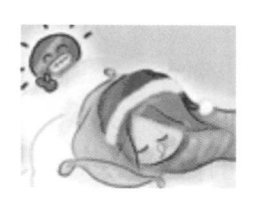

@远离尘嚣之处：潘老师，手术后我开始不喝牛奶，改喝自家的豆浆，会引起雌激素增多吗？另外，不是说癌细胞喜欢甜蜜的环境吗？还能吃巧克力吗？以上其他食物我都接受并经常食用。

回复@远离尘嚣之处：豆浆隔天喝，应该没问题吧。肿瘤病人不能多吃巧克力也是对的，因为糖分太高。

美国医生如何面对自己的癌症

2012年5月17日，《健康时报》刊登一篇《美国医生的临终选择》，我连续看了两遍，感慨许多。面对癌症，大多数患者走着这样一条路——先手术，花掉数万元；然后化疗，花掉数十万元；不行再放疗，再花掉数万元。最终人财两空。

亲人离去后，很多人发现，我们对癌症并不了解，对治疗投入了太多的情感和期望，反而没来得及让逝者享受最后的亲情。

美国是癌症治疗水平最高的国家，当美国医生自己面对癌症侵袭、生命临终时，他们又是如何面对和选择的呢？美国南加州大学家庭医学科副教授Ken Murray说，他的导师、骨科医生查理被发现胃部有个肿块，经手术探查证实是胰腺癌。对这类胰腺癌，美国有一系列提高生存率的治疗手段，但查理却丝毫不为之所动。于是，第二天他就出院回家，再也没有迈进医院一步。他将所有时间和精力都放在与家人相处，非常快乐。几个月后，他在家中去世。没有接受化疗、放疗，愉快地度过了生命中的最后时光。

Ken Murray说，奄奄一息的病人气管将被切开，插上导管，连接到机器上，并被不断地灌药。这种折磨，是我们在惩罚恐怖分子时都不会采取的手段。有些医生重病后专门在脖子上挂着"不要抢救"的小牌，以提示自己在奄奄一息时不要被抢救。家属面对一大堆突如其来的选择，变得无所适从。当医生询问"是否同意采取一切可行的抢救措施"时，家属会立马说："是"。于是噩梦开始了。

医患双方都是"过度医疗"的受害者。少数医生用"有治疗，就有进帐"的思路去做他们能做的事。而更多的医生是单纯出于害怕被诉讼，不得不进行各项治疗。

假如死亡也有一种艺术形式，那应该是：有尊严地死去。所以，我已经对我的亲人说了，如果哪天我的身体又出大问题了，连我自己也无招可支了，那这不是"病"，而是"命"。我坦然，我笑对死亡，因为我对自己满意了，我对生命无憾了。就像那位美国医生查理，快快乐乐走向人生的谢幕！

西医 中医

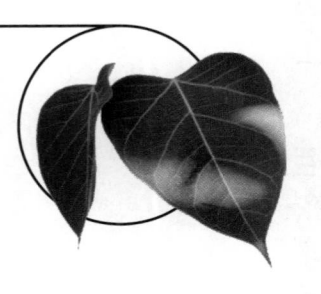

　　西医科学，中医哲学；西医强大，中医伟大。
但它们终究殊途同归。
　　因为医学即人学。

强大的西医

中医与西医 ▼

@曲黎敏官方微博：西医是抗生，越杀敌人，敌人越狡猾；中医是养生，与敌人和平相处。西医靠大夫治病，大夫不是上帝，所以每每无奈；中医靠元气治病，明元气之理的即为大医。

@曲黎敏官方微博：中医有两套系统：扶正、驱邪；西医只驱邪，没有扶正系统。中医重形而上，讲五脏六腑的运动方式；西医讲形而下，重器质不重关系。中药入后天系统，入脏腑，开对了药疗效也快，且无副作用；西药入先天系统，入神经中枢，控制症状快，但副作用大。

与西医泰斗级专家对话 ▼

今天去中山医院老专家楼被国际医学专家汤钊猷院士接见，80多岁高龄仍精神矍铄，除有点耳背。我们谈得相当流畅。原预约30分钟，为了不影响他后面的工作，45分钟时，我主动提出打住。我对待癌症的观点及干预手段，汤院士给予极大的肯定。我的"鹰派""鸽派"之说，也终于被主流医学泰斗级的专家认可了！

拿了40多年手术刀的汤钊猷院士，今天向世人呼吁——21世纪抗癌战略的重大转变：①一个世纪的努力，"斩尽杀绝"并未彻底解决问题。②消灭残癌要"恩威并施"，要研究"消灭"以外的办法。③癌的"良性化"，是21世纪研究的重要目标。对汤院士的这番话，我由衷地赞同。而且从此，我不再孤独！

@秦大夫围脖：从改变体内环境干预肿瘤生存来说，潘教授做得非常好，无愧养生达人。赞！但是潘教授显然并非"带瘤"者。真正带瘤生存病人的难处在于时间不够。

回复@秦大夫围脖：秦医生这话是对的，确实"带瘤生存者"改造之路难矣难矣！任重而道远啊！坊间虽有听说，但无亲眼看到。作为努力的方向，我认为还是要坚持的。

汤钊猷院士的生活很有规律，每周3次游泳，每次500米。从不用手机，但可以E-mail联系。他说最近在读《孙子兵法》，反思我们的"抗癌战争"。刚出版了《现代肿瘤学》和《消灭与改造并举》两书。他说后一本的有些观点，医学界也并不一定赞同。但我立即说"这是时间问题！"我从心底敬佩这位真正的有良知的名医大师！

汤院士说，中西医如同硬币的两面，可以互补。西医重微观，中医重宏观；西医看病，中医看人；西医常堵杀，中医常疏导；西医在消灭肿瘤方面力量较强，中医则在改造机体方面有优势。我补充：西医科学，中医哲学；西医强大，中医伟大。但终究应殊途同归，因为医学即人学，关乎人的生命的科学。思路有异无妨。

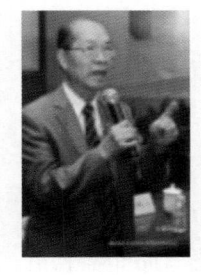

汤钊猷院士是西医手术大夫，但他却酷爱中医。早在20世纪50年代末，他就学中医的经典著作和针灸疗法，并用针灸治好了一批急性阑尾炎的病人，其中包括他儿子、妻子和母亲。直到现在，汤院士对前来就诊的病人也会酌情开中药方子。我深深地感到，在汤院士处就诊是幸运的。因为他学贯中西和他深深的人文情怀。

西医的新分支：功能医学

我在2011年4月北京的健康论坛上，了解到我一直在研究并践行的自然医学其实已经名至实归为西医的新分支：功能医学。它是融合"分子医学"与现代"营养医学"为基础的临床医学。

2011年12月，我亲身体验了一把功能医学的检测。在上海健拓功能医学实验中心验血、验尿、验头发。两周后，功能医学专家王斌华为我的体检报告解读，整整1个半小时，我听得一愣一愣的。我的血液指标显示：肝脏的解毒功能不佳。专家指着一串数据说，一个人的肝脏解毒功能好比是一台洗衣机，第一个阶段是放水、放洗衣液，数据显示你这个阶段的能力是好的。第二个阶段是漂洗，你这个阶段的能力不够，脏东西就排不出去。一个人如果体内毒素长期排不出去，那就会生病。当然，如果到医院去检查肝功能，可能是正常的，因为还没有达到疾病的指标。由此，我明白了：功能医学检测的是体内一些微小的不平衡，并通过饮食调整、营养剂补充及其相关的辅助疗法，不让这些生理上的"涟漪效应"酿成大祸。

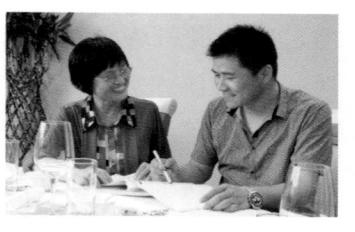

从此，我潜心研究功能医学，因为它能让人少生病、不生病、不生大病。功能医学对"健康"的定义是：健康乃是积极的活力，而不仅是没有疾病而已。所以，它的检测手段、目的、评估标准与我们到医院的体检是不一样的。

传统的检测如X线扫描、超声波等是检测器官的损伤程度及解剖生理上的改变；而功能医学检测评估的是器官的"功能变化"而非器官的"病理变化"，由此揭开产生症状的根本原因，从"根"上培育健康。所以，功能医学的目的就在于提升器官的储备能力，延长健康寿命，让人健康地老化，而非因为疾病地老去。

比如"肝脏"，临床医学检测关注的是肝脏实质性的伤害，胆红素、胆汁淤积以及凝血指标；而功能医学检测关注的是体内酶对毒性物质的活化和清除水平，以及各种有利于肝脏解毒功能的营养物质的含量。从这一意义上说，功能医学是将自我健康管理的关口前移了，真正做到"防病于未来"。

有人说，功能医学是"西医中的中医"，因为它的全方位治疗和根据个人体质差异的量身定做与中医的整体性思维和辨证施治确有异曲同工之处。

清肝保健康

两天前，在美国自然医学杨医生的指导下，我们清了一次肝。不做不知道，一做吓一跳。原来人体内有那么多无法排泄的毒素。清肝前做了7天杀寄生虫，然后早餐和午餐吃没有油和蛋白质的食物，这是因为这样的饮食不引起胆汁分泌，由此造成肝胆管压力增加。下午2点开始禁食和禁水，于6点和8点各吃10粒镁盐，晚上10点吃橄榄油120毫升和西柚汁120毫升的混合液，然后上床睡觉。次日晨6点以后从大便中开始排毒，排毒次数因人而异。

杨医生说，肝脏每天要进行1 000多种的工作，过滤每一滴血。如肝脏分泌化学物质，对抗病毒和细菌；辅助吞噬细胞产生抗组胺类物质，削弱那些能帮助癌细胞生长物质的作用。医学研究证实，肝脏损害至80%可以不表现出临床症状。肝脏每6周自我再造一次。1994年，Lep Roy医生说"即使是癌症和艾滋病，在一个健康的肝脏环境下患者可以生存几周。"Blond医生曾经写道：没有其他可比没有经过肝脏过滤或因为肝脏功能衰竭而没被中和的代谢毒素更能刺激癌细胞的生长繁殖。他认为，肺癌不是因为尼古丁引起的，而是消化道的毒素没有通过肝脏的过滤。棒球明星Mickey Mantle在等待肝脏移植时被发现得了肺癌。所以可见清肝是何等重要！

杨医生还说，清肝保肝的方法有许多种，而上述方法是比较有效的。当然切记，必须先清寄生虫，否则之后的1~2天会有生病的感觉。

我一贯好学，非要杨医生讲出这样清肝的原理。

早餐和午餐吃没有油和蛋白质的食物，这是因为这样的饮食不需胆汁分泌，由此造成肝胆管压力增加，下午2点开始禁食和禁水，这是因为可以减少胃肠道的残留物，使胃肠道通畅。用镁盐可以舒张肝胆管，然后帮助肝胆结石排出体外。快速食入橄榄油，是为了让肝胆管快速地分泌胆汁，把存留于肝胆管内的结石、胆固醇结晶排出。这种方法不仅仅排出胆结石，而且还可排出肝结石及肝内胆固醇结晶。

我问：一般人多少时间清一次肝？

回答：半年。

我期待半年后再清一次肝。

伟大的中医

十大最经典的长生不老中药

何首乌：宋代《开宝本草》称之"久服长筋骨，益精髓，延年不老"。现代医学研究发现，何首乌能够促进神经细胞的生长，对神经衰弱及神经系统疾病有辅助治疗作用。并可调节血清胆固醇，降低血糖，提高肝细胞转化和代谢胆固醇的能力。还具有良好的抗氧化作用。

黄芪：中医认为"脾为后天之本"。脾胃派代表人物李杲认为黄芪"益元气而补三焦"，清代的黄宫绣称黄芪为"补气诸药之最"。现代医学研究发现，黄芪不仅能扩张冠状动脉，改善心肌供血，提高免疫功能，还能延缓细胞衰老的进程。

人参：《神农本草经》认为，人参能"补五脏，安精神，定魂魄，止惊悸，除邪气，明目开心益智。久服轻身延年"。现代医学研究发现，它还具有抗氧化、抗衰老、抗疲劳、保肝、调节心血管功能、兴奋造血功能等作用。吉林中医研究所霍玉书等用人参果皂苷对50岁以上的人进行抗衰老研究，证实人参果皂苷有"返老还童"的功效。

三七：清代名医赵学敏在他所著的《本草纲目拾遗》中说："人参补气第一，三七补血第一，味同而功亦等"，称三七为"中药之最珍贵者"。现代研究发现，三七的化学成分、药理作用和临床应用与人参有相似之处，其人参皂苷的含量超过人参。三七可扩张血管，降低血管阻力，增加心输出量，减慢心率，降低心肌耗氧量和毛细血管的通透性，在心血管病防治方面比人参有明显的优势。

刺五加：《本草纲目》称之"久服轻身耐老"，"宁得一把五加，不用金玉满车"。现代医学研究发现，刺五加有抗衰老、抗疲劳（其抗疲劳作用比人参皂苷还强）、强壮作用，还能调节神经系统、内分泌系统、心血管系统功能，具有抗菌消炎和一定的抗癌作用。

灵芝：《神农本草经》认为，灵芝能"补肝气，安魂魄"，"久食，轻身不老，延年神仙"。现代研究证实，灵芝对神经系统、呼吸系统、心血管系统功能都有调节作用，还具有免疫调节、清除自由基、平衡代谢等功能，直接影响人体衰老进程。

枸杞子：《神农本草经》称枸杞子"久服坚筋骨，轻身不老，耐寒暑"。《本草汇言》赞之"使气可充，血可补，阳可生，阴可长"。枸杞子有类似人参的"适应原样"作用，具有改善动脉硬化、降低血糖、促进肝细胞新生等作用，服之有增强体质、延缓衰老之功效。

红景天：在古代本草中没有红景天的记载，是近代才发现的抗衰老新秀。它有补益元气、清热、解毒、止血、宁神益智的功效。现代药理和临床研究发现，红景天有类似人参的补益作用，能抗缺氧、抗寒冷、抗疲劳、抗辐射、抗病毒，抑制癌细胞生长，提高工作效率，延缓衰老。

绞股蓝：绞股蓝为葫芦科植物，在古代本草中不见其名。日本科学家发现其组成中有多种成分与人参皂苷结构相同，具有抗衰老、抗疲劳、抗癌、调节内分泌功能，提高人体应变能力和免疫力，降低胆固醇和转氨酶，预防肿瘤，抑制溃疡，缓解紧张，镇静镇痛等作用。

蜂王浆：蜂王浆是蜂制品中的珍品，含有丰富的营养成分，可促进蛋白质合成，促进细胞生长，增进机体的新陈代谢，增强组织再生能力。同时，因其含有丰富的超氧化物歧化酶及维生素C、E，是不可多得的抗衰老良药。

中医的核心是阴阳

@龙的传人针行天下：中医的核心是阴阳，经络是阴阳之气在体内运行的通道。经络就像遍布城乡的手机信号网，虽然用肉眼看不到，却无处不在。穴位则像信号发射塔。如果某个地区的手机没有信号或信号太差，我们通过调整发射塔就可以解决问题。同理，身体上的病变也可以通过按摩经络上的穴位来治疗。

谁识"一幢中医宝库"

记得一位近代的中国伟人曾说：中国对世界文明的贡献，远不止指南针、火药、印刷术、造纸四大发明，还有三大贡献是一桌麻将、一部《红楼梦》、一幢中医宝库。近几年也有人说，中医让患疑难杂症包括癌症的国人比外国患者多了一种治疗与康复的手段。我以为，岂止是"多了一种手段"，实乃是"多了一条求生道"。遗憾的是有这样觉悟的患者和患者家属有多少？当国外医学界已经开始反思西医的时候，而中国患者却还是一根经地"西医崇拜"。

中医的现状

@沈宗尧1945：中医院的墙报栏里贴出了职代会和工代会的简报，其中有一条，要进一步加强西医力量，引进西医人才。我突然明白了住院部对病人治疗都采取以西医为主中医为辅的道理，原来西医赚钱快呀！靠中药从病人身上能刮几个钱？怪不得刚入院时，我对医生开了上千元西药表示不满说，我是来看中医的……护士在旁边偷着乐。

编后语

这微博所言可能不是个别现象吧，究其原因是众人皆知的——趋利。那问题的根子在哪？在体制，还是在机制？如今的中医医院何去何从？几千年中医的香火如何传承？是中医人的医德医技问题？国宝中医还能不能惠泽中国人？……难道这些问号都无解吗？我问苍天！！

@太极正骨陈启锋：有人这样描述当前的中医状况：名老中医在消亡，中年中医很迷茫，年轻中医西医商。这种看法反映了中医现状值得忧虑的一方面，但我们也要乐观地看到另一面。我也有三句话：民间名老中医在领航，民间中医顶大梁，民间中医在发扬。

编后语

大而言之，目前的中医确实如此。但上述所言的民间中医好像并没有如此乐观。

今天《文汇报》刊登了上海长海医院中医专家凌昌全的演讲稿，其中凌教授说"中医人才培养必须走院校的道路，不能完全依赖师承制。"后半句话还在理，可前半句用"必须"就无理了。中医的人才不是"必须"在院校内培养的，院校内最多解决一些中医理论知识，中医的人才必须是在临床一线，从跟着老中医抄方开始的。

下一代中医在哪里？ ▼

《解放日报》2012年5月11日摘登白剑锋的文章说，"中医最大的危机是后继无人。也许不出50年，中医不需要被别人取消，就会自动退出历史舞台。"这是一位老中医的感慨，并非危言耸听。

据不完全统计，我国西医从业人数约550万人，而中医只有40万人左右，比20世纪50年代减少了20%。目前，我国主要是一批50岁以上的中医苦撑危局，有志于中医的年轻人越来越少。中医正陷入一场前所未有的"传承危机"。

中医高等院校是中医人才的摇篮。然而，即便是在这里，中医教育也面临着西医化的命运。学生用1/3时间学西医，1/3时间学外语，1/3时间学中医，已经成为普遍现象。一些中医经典课程不断被缩减，甚至沦为选修课。

很多学生外语和计算机水平很高，中国传统文化修养却很差，有的读不懂《黄帝内经》《伤寒论》，有的甚至连基本的药性赋、汤头歌诀也不会背诵。一些专家尖锐地指出："现代中医教育把学生变成了中医不精、西医不通的半成品，培养了一批中医的掘墓人。"

话虽偏激，却不无道理。

谁是中医的掘墓人 ▼

@江南医者：我想，如果有一天，中医灭了，它一定不是灭在反对中医的一帮人手里，而是灭在我们自己培养的不会看病不懂中医而学历高的中医人手里，灭在名气很大疗效平平的中医专家手里，灭在大量贵而无效的中成药手里，灭在吹嘘中成药疗效的不法商人手里，灭在打着中医幌子的养生骗子手里……

编后语

　　谁是中医的掘墓人？！如果鲁迅在世，一定会发出呐喊"救救中医！！"

神 奇 的 易 医

第一次体验易医

　　昨晚怡沁园度假村董事长"命令"我一定要体验一下崇明易医胡小兵的脐针疗法。小兵先仔细查看我的肚脐眼，随后对我说，今天给你"山泽通气"。他的理由是"解决你的胃和心肾不交以及肺热"。我心里觉着诊断有点对，于是就由他扎吧，尽管不懂他的周易诊断法。他在我的肚脐眼周围斜扎对称的4根针，25分钟后我感觉来了……我先觉着两条大腿内侧到脚底在放冷气，随后右手臂的曲池、右手指的中冲两个穴位感觉阵阵刺痛，胃部和心脏部位先冷后热，然后脚底热，浑身一阵舒服。刚才的紧张感一并消除。大约45分钟后，小兵给我取针。总体感觉：舒服。晚上睡得的确不错。

　　今天与小兵"医生"谈了1个多小时，他1971年出生，19岁跟民间中医学针灸推拿，十几年来一直干着"悬壶济世"的事，名副其实的江湖郎中。几年前因治愈了一位崇明的血液病难治病人而被人从启东老家请到崇明，从此口口相传，病人还真的不少。他靠看病人的肚脐眼来诊断的，据说这也是一种民间医生的传统诊断方法。

人天合一／自然养生

潘肖珏微表达

易医眼里没有疾病只有"象" ▼

胡小兵的针灸方法是民间的，与我们主流医学的完全不一样。我琢磨他的诊断依据是根据易经的"卦象"。在他眼里没有疾病，只有"象"，然后归经取穴，消除疾病。复杂的事情简单做！这是一种哲学思维。博大精深！我是说不清楚的，但我对此充满极大的兴趣。一切治愈皆科学！《周易》本身就是一门科学！伟大啊！

@秦大夫－亦中亦西：科学是基础，周易远远高于科学。中医说自己是科学，我觉得是自甘堕落。只是掌握真正中医的人太少了。或许还没出世吧。

回复@秦大夫－亦中亦西：是啊，周易远远高于科学。敬畏！

为什么西方人针灸的疗效是中国人的3倍？小兵告诉我，从卦位看西方是兑卦，东方是震卦。按照五行之说，西方为金，东方为木。金能导，而木不导。西方人中黑人的疗效尤其好，因为黑人是坎卦，为水，更能导。另一个原因是基因问题。我们的老祖宗发明了针灸，并用其治病，中国人血液里早已适应了针灸，有点耐针了。

脐针的即刻效应真绝 ▼

估计是晚上的一盘冷菜，折腾了我一宿。我短信小兵求援。一早小兵来扎针，用他的"后天八卦位"在肚脐眼周围扎4针、足三里扎两针，留针45分钟（因为人体经络走一圈约40分钟）。奇怪的是，他用拿针的手一搭到我的腹部，我的肚子就"咕咕"直叫。是感应？到30分钟时，我手脚都热了，人也舒服了。

他说，"易医"全国约有200多人，有不同的流派，但大家经常切磋。一般对找不出病因的疾病，有效率达60%以上。易医针灸的理念是调动人体的先天之气，操作是根据先天八卦和后天八卦。今天小兵向我讲解这两张八卦图，给我扫盲。学生的我听得云里雾里，但听明白刚才为什么要先给我扎坤卦（脾土），泄心火（离卦）。果不其然，一针下去，随着小兵的意念那根针都顶出来了。而后又扎坎卦（肾水），滋润脾土。小兵说，"有水的土才是活土。"

胡小兵说扎针时最好睡着，这样后天的意识也关闭了。一般来说早上扎针很难睡着，但有一次下午扎针，我可真是睡着了，果然特别特别舒服。有记者对"胡小兵"很感兴趣，可胡小兵说暂不接受采访，继续低调为人民服务。是啊，中医的生命力在民间。如今的中医医院按西医思路分科，将中医的系统思维、整体思维荡然无存了，可惜啊！

孟主席来崇明看我，正好碰到小兵在给我扎针。而后小兵也用他的易医针灸帮孟主席治疗腰痛。小兵除了按惯例在肚脐眼扎针外，还在她的右手臂上扎了好几针。45分钟后，胡小兵取了肚脐眼的针，但留着手臂针，让她起床，在房间内走动，并运动腰部。只听到孟主席说，奇怪，腰腿真的都不痛了。之后拔掉手臂的针。神奇！

又遇"正骨大侠"

这世界没有绝对的好事，住在森林里样样都好，就是湿气太重，特别是在这样一个三面临江一面对海的崇明岛的森林里。屋里放了一台除湿机，每天可以抽出一大盆水。即便是这样，我的双腿关节还是被湿气灌得酸酸沉沉，甚至影响走路。我加强了脐针，但还是不能根本解决。胡小兵给我请来了他的正骨师姐闫彩霞。我早就听说崇明南门有一位来自内蒙古的民间医生，擅长推拿按摩，手法很专业。虽是女性，但很"伟岸"，身材高大，于是被誉为"正骨大侠"。

彩霞用手在我身上触诊，"这儿是酸，那儿是疼"，"心脏还好，脾胃不行。"诊断完全符合我的病情。还没治呢，信任感就建立了。1个小时的按摩，用了好几种手法，有的穴位用"点穴"，有的穴位用"指压"，还有的穴位用搓热的手掌按着，我会感到一股暖流往脚掌上泻。转颈椎的手法我在医院也见过推拿医生用过，但她转得让我没有恐惧感。接着，胡小兵再给我的督脉刮一下痧，而后打了脐针。晚上，我静坐时双腿排了许多冷气——体内的寒湿之邪能排了，缓解了"敌情"，我一觉到天亮。

民间医生路在何方 ▼

胡小兵、闫彩霞都属于民间医生。民间医生往往会被界定为"非法行医"。以前胡小兵确实经常被有关部门传讯，后来"有关部门"发现他确实能治疗一些"合法行医"者治不了的病，口碑也很好。再说他的这种治疗要么有效，要么无效，绝无副作用，且没有投诉。我认为，他们这样总不是长久之计。往大处说，如何将传统医术登堂入室；往小里讲，他们必须正名啊，才能惠泽更多的病人。而名不正则路不顺。民间医生路在何方？

我身边的"三胡"

大胡的神奇 ▼

我身边的"三胡"：大胡（胡小兵），70后，民间针灸师，用易经来诊断来治病，救了不少被主流医学宣判无法治疗的患者，人称大胡很神奇；二胡（胡释），80后，同济大学建筑专业高材生，一场误判误治的大病，让他潜心钻研"琴拳书画"，跨界探道，道可道，非常道；三胡（胡绍荣），80后，北京中医药大学毕业，跟随京城名医多年，如今有很绝的切脉的医技，口口相传，病人排队。

"三胡"说，我是他们的"头"，从今携手共同探讨自然养生的"道"。我欣然应允！这个团队充满朝气、充满思辨、充满对生命本源探索的精神。各个身怀绝技又很精进，一加三大于四，其价值是叠加的。我将记录我们探索的脚步，让大家分享。

二胡的不一般

二胡大名的自我介绍：胡锦涛的"胡"，释迦牟尼的"释"，全名"胡释"。好不一般啊！对胡释的不一般，我早有耳闻。上海岳阳医院推拿科的许多医生都知晓他，他与该院推拿科科主任沈国权教授，从医患关系能发展为义父义子关系。当我决定要学古琴时，有医生就建议我拜胡释为师。理由：你应该认识他，他的琴艺不一般。随后又带上一句，如果你还要学太极拳，也应该拜胡释为师。理由一样：他的拳术不一般。

我跟着胡释学古琴，他用传统哲学的阴阳理论给我讲解古琴的结构；并说弹古琴要达到"左手如云，右手如水"的境界，关键是身体里要有"内容"，这"内容"的深厚与否与你太极功夫的深浅有关。有点深奥，我得慢慢学、细细品、好好练，不然，无法与老师对话。

随后，胡老师说我的脾胃不好（我问他怎么知道？答：看你的脸色），以后我教你太极拳。于是，我又跟着胡释老师学了太极拳。他说，世间功夫无非有3种：一种是练力量的；一种是练重量的；一种是练能量的。我们练太极拳的目的是练能量。能量从何而来？我们通过特殊的呼吸法来采集大地的能量，这是"核"，是"内容"，是"实"的。其他陈氏、吴氏或是杨氏、武氏都是形式，是外在的。

胡释教拳寓教琴之中，教琴寓教拳之中。琴拳合一，自然养生。

胡释不一般的经历：

13岁随黑龙江省拳击冠军学习拳击，15岁学散打及杨氏太极拳。

20岁为参加全国散打冠军赛在力量训练中受伤，遍访名医治疗无果，无奈转向求助传统医学传统疗法，寻访内功名家和太极拳大师。

2005年同济大学建筑学专业毕业。

2005年起入太极拳宗师中华武林百杰之首冯志强心意混元门，随太极拳名师陈慧盈学习陈氏太极拳。

2006年拜道教协会会长华山派长门入室弟子林少宾为师兄学习桩功、金刚力功，同年传授太极拳予天承山寺住持琴僧智藏，并与其学习古琴制作。

2007回沪访古琴大师林友仁学习琴道，在师父林友仁先生引荐下见斫琴大师李明忠老师，请益古琴制作原理。同年入武夷山天心永乐禅寺皈依佛教，传授僧众太极拳，研制古琴。

2008年回沪在古琴大师龚一琴馆学习古琴，2009年再随古琴大师林友仁先生，学习琴道，同年在以自己书斋命名的"闲网草堂"传授陈氏太极拳和传统保健养生内功。

2010年起追随太极明师茅士敏先生学拳悟道，情同父子，尽得心传，在师父的引荐下得到沪上各个门派名家大师的精心指点。开始将师父林友仁所传古琴心法和师父茅士敏所传太极拳心法融合。

2012年初创立贤往堂国学馆教授国文经典、传统武术、古琴、古筝、书法、国画、手工定制古琴。旨在创建修习、传承传统文化的平台，为贤达人士提供道术学习和交流的平台，为繁忙的现代都市人提供找寻自我心灵庇护所。

胡释用这样一首诗写自己10年去病探道之路：

时时寻医去病

年年访师问道

> 苦楚历历在心
>
> 甘来病去无声
>
> 看穿老庄孔释
>
> 透参琴画书拳
>
> 人生如此上路

我喜欢胡释的另一首诗，写的是他自己的生活状态，诗中有花有鱼，有书有墨，有琴有拳，有日月阴阳：

> 半亩荷塘一池波
>
> 满屋卷藏两张桌
>
> 日上开合太极墨
>
> 月下进退瑶琴坡

三胡的医术不可小视

认识"三胡"——胡绍荣医生是在2008年初，那年他27岁。刚到上海，在一家健康管理公司当中医医生。我去那里检测身体，并请胡绍荣医生给我做"厚土"（养脾胃）的推拿治疗，同时服他的中药。面对这位"毛头小伙子中医"，我是抱着试试的心态。但两周后，效果非常好，这才让我对他刮目相看。

现在的青年中医，浮躁的见多，静不下心来学医，也安不下心来看病，他们身上毫无"中医"气息。所以，我对像胡绍荣那样热爱中医，甚至是痴迷中医的小中医很是敬仰。因为有了他们，我们的中医才有"传承和发展"可言。

胡绍荣从中医的高等学府毕业后，就选择自主行医。这种大胆的举措来源于对自己的高度自信。事实证明，他的医技确实有力地支撑着他的自信。这几年，他治好了许多被主流医学宣判的疑难杂症。我从胡医生的病例案卷中下载一病例，说明之。

人天合一 / 自然养生

　　2010年4月中旬的某天，由一位熟病号领来一位新病人，是他的表姐（他们都是安徽铜陵人，在上海务工），想请我为她诊治不孕症。这是一位大龄女青年，名叫李艾琴，37岁，看得出来是经历过很多生活坎坷的人，脸上却看不出一丝愁苦的表情，在叙述病情的时候偶尔还发出很大声的笑。她说其实已经对自己的病情不抱多少希望了，在上海好几家专业的大医院都跑过了，花了不少钱也没看好。但是前段时间有人说她会碰上她生命中的贵人，现在跟我见了面她当下就认定这个贵人就是我。然后拿出一叠检查结果和治疗记录：慢性盆腔炎、双侧输卵管堵塞。我很客观地告诉她，这个病不好治，我也没有十全地把握，经验中有效率在70%~80%，而且她的病情属于这类疾病中治疗难度较大的。她说没关系，她会努力配合治疗的。她在松江上班，做商场手机销售工作，而我那时的工作室在闸北区延长中路，路上一趟行程就需两小时。

　　望闻问切四诊之后，我诊断为气血不足兼冲任淤阻（《妇人良方·博济方论》说："妇人病有三十六种，皆由冲任劳损而致。"清·徐灵胎《医学源流论》也说："冲任脉皆起于胞中，上循背里，为经脉之海，此皆血之所从生，而胎之所由系"）。为其开中药处方，张锡纯《医学衷中参西录》理冲汤加炮山甲、蜈蚣（还好那时药价比现在便宜，按如今的价格，这两味药她是用不起的），结合推拿和艾灸罐灸疗。

　　坚持，让我感动的坚持。按照我拟定的治疗计划，从一开始的每天治疗，慢慢的隔天治疗，到后来1周两次，她从未间断过。同年8月的一天，她很高兴地来医院复查，结果输卵管通了！她还说，检查的医生对这个结果感到很诧异，问她是在哪里治疗的。

　　2010年12月14日，患者发来短信："胡医生，我怀孕了。谢谢你了。我也不知道怎么谢你呢！"我回复："这是我2010年度收到的最美的一条信息了。祝愿新的生命能像自己的父母一样对生活充满热爱并且执著而乐观。"不久我收到一件快递，是从安徽寄来的一斤手工茶叶，没有像样的包装，但却芳香四溢。

2011年8月10日，她生下了一个健康的男婴。

后来我才知道，她自小丧母，高中毕业后没能上大学，后来经历了一次失败的婚姻，此次是二婚，但男方前提是她能生孩子。

现在她一家在武汉生活，还保持联系，但愿过得好。

胡医生的病人越来越多，他正在筹备成立自己的中医诊所。但愿我们身边的胡绍荣们多一些、再多一些，那么中医的"香火"就不会断了。祝愿年轻的"老中医"们越来越好！

无可奈何的医患关系

病人与中医

@91441 郑怡：忽然有了这样的感悟：如果病人与中医之间建立起一种"缘分"的关系，进行良性互动与能量传递，那么治疗一定会起作用、有效果。以此类推，生活中我们可以跟一些食材、一种运动、一本书、用品、自然界的花草树木……建立缘分，沉浸其中，获得滋养。潘老师，您的内心如此强大，我学无止境！

回复 @91441 郑怡：你的感悟是对的。坚持一种信念是身心灵中最高的"灵"的层面。信念会调动自身的免疫细胞，增强自愈力。我们对身边这样成功的案例，或不屑一顾，或当故事听，忽视了其强大的医学作用。所谓"信则灵"的说法，其实是心理暗示的作用。可喜的是，最近美国专家已经从医学的角度对其进行了科学的诠释。

深思！深思！ ▼

@丁圣：古代三大医生：华佗被曹操砍了，扁鹊被蔡桓公追杀未遂。只有湘雅的张仲景没什么医患纠纷，因为当医生是副业，他是长沙市市长。

@秦大夫围脖：所以孙思邈主要为达官贵人开补药得以善终（活到百岁），李时珍改行研究药。到现代，临床医生仍然风险极大，随时可能被砍，过得好的是"开膏方"的，或者"卖药"的。以史为鉴吧！

医生与红包 ▼

@陈秋霖：今天听朋友说，见到京城某知名医院主刀医生都坦然收红包，据说规则是检查先1 000元，手术前2 000元。都说收入低，可一台手术就够纳税资格了啊。这让纳税资格都没有的人，情何以堪啊。

编后语

医生与红包，这个让人纠结的命题。就目前现状，我国医生的收入与其职业价值是不符的。

社会上有两个行业：医生和教师，政府是必须厚俸养廉的。试想，如果把握生命的医生和培育生命的教师，都不得不沾上"钱"的诱惑，那作为这事件的受体和给体，双方的身心灵全都被污染了，可怕啊！也给无奈的医患关系再蒙上一层深深的无奈。

如果一味地单方面地要求医生道德自律，是不能从根本上解决问题的。

吃来 吃去

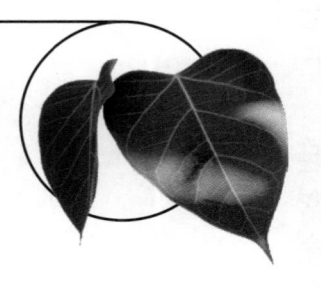

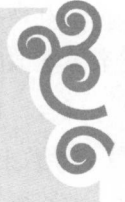

人以食为天。

不吃，人不得活；吃过多或吃不对，人也不得活。

吃来吃去，关键是要吃对。吃出健康，才是硬道理。

四季饮食

春　季

春季饮食

中医养生讲究时令季节，春季养生要顺应春天阳气生发、万物复苏的特点。春属木，与肝相应，养生主要护肝。饮食上宜吃辛温发散的食物，如豆豉、葱、姜、韭菜、虾仁等，少酸多甘，如大枣、百合、桂圆等，少吃火锅、羊肉、油炸食品，这些食物都可能损耗阳气，导致上火。阴虚内热之人，可选择鸭肉、海带、绿豆、甘蔗汁、荸荠、百合等，可以消火。最适合的饮料是红茶。春季宜多吃养肝蔬菜，如菠菜。

吃香椿健胃理气

春季最后一个节气是谷雨。谷雨前后正是香椿上市时节，此时的香椿醇香爽口、营养价值高，有"雨前香椿嫩如丝"之说。香椿的功效是健胃理气。可以将香椿做成：香椿拌豆腐、香椿煎鸡蛋、香椿薄饼。

春季第一菜：韭菜核桃炒虾仁

功效：补肾，改善腰膝酸痛，对缓解女性痛经也有帮助。

做法：韭菜洗净，切断待用。温油将核桃炒热待用。虾仁去水、上芡并油煸虾仁起锅待用。油锅七成热，放入韭菜，去生后将核桃、虾仁一起下锅，3分钟后加点盐或酱油，起锅装盆。

春天吃金针菇 ▼

@新浪健康：①常食金针菇能预防肝脏疾病和胃肠道溃疡；②金针菇能有效地增强机体的生物活性，促进体内新陈代谢；③可抑制血脂升高，降低胆固醇，防治心脑血管疾病；④食用金针菇具有抵抗疲劳、抗菌消炎、清除重金属盐类物质、抗肿瘤的作用。

编后语

金针菇属于菌菇类，常吃绝对有利健康！有句关于饮食的谚语："吃了春分饭，一天长一线"。在春天，人体新陈代谢旺盛，正处于生长发育期的孩子不妨多吃点菌菇饭。菌菇类的维生素D含量很丰富，钙、磷、铁等矿物质含量也较多。我非常赞成菌菇饭，本人经常做着吃，为的就是补充维生素D，验血检测我体内的维生素D水平正常，这是中老年女性的一项重要的健康指标。

莴笋叶蛋汤 ▼

莴笋一般是春初秋末大量上市，以春莴笋为好。莴笋的营养宝贝——莴苣素全部聚焦在莴笋叶上，而我们往往是扔掉的。莴笋叶蛋汤营养价值高，可在当季经常吃吃。

做法：将鸡蛋打成糊，在锅内用油炒1分钟，不起锅，放入开水，加点姜丝，小火炖至乳白色时加入莴笋叶，放点葱花、盐及麻油，起锅。

夏　季

两款清凉菜 ▼

（1）凉拌苦瓜

做法：整根苦瓜切去两头，用筷子从中间去瓤去子，在沸水中焯至断生，放入冰水中浸泡15分钟，捞出沥干待用。将剁碎的山楂糕塞入苦瓜中间，切段，装盆。将少许盐、芝麻油和枸杞拌匀勾芡后淋上。美其名曰：忆苦思甜。

（2）莴笋草菇汤

做法：草菇洗净后撕成块；莴笋去老叶、根皮，切成长条，洗净待用。油烧热后，放莴笋条、草菇块同炒，加入姜、精盐及清汤，煮至莴笋断生，倒入汤碗。

吃黄瓜的禁忌　▼

吃黄瓜有"四不宜"：①不宜生食不洁黄瓜；②不宜加碱或高温煮后食用；③不宜弃汁制馅食用；④不宜和辣椒、菠菜、花菜、小白菜、番茄、柑橘同食。

吃黄瓜一定不要把黄瓜头扔掉。因为黄瓜头含有较多苦味素，苦味成分为葫芦素C，是难得的排毒养颜食品。动物实验证明，这种物质具有明显的抗肿瘤作用。

黄瓜偏寒，脾胃虚寒者宜少吃。肝病、心血管疾病者不要吃腌黄瓜。

热天更要喝温水　▼

@我爱健康饮食：很热的时候，长期喝冰水、吃冷饮，体温会迅速降低，大脑"误以为"人体内部的热量已经散发出去，于是"下令"停止排热工作。如此一来，容易中暑。专家提醒，夏季最适宜喝的还是温水，喝与室温相同的温开水更佳。温水不仅能保护和滋润咽喉、肠胃，更有利于消暑、解渴。

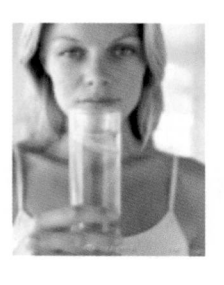

编后语

夏天要"热"着过，比如喝温水。但往往做不到。所以，养生是和人的惰性、随意性呈负相关的。只有到了生病了，才会感到养生是自己的刚性需求。然而，21世纪最大的生产力是健康。为了健康，咱按规则"出牌"吧！大伙儿互相提醒，活到100岁。

吃馒头助消化

人们在酷暑季节往往食欲减退，又多吃了些寒凉食物，胃肠道消化功能下降了。建议多吃些发酵食物如馒头、酸奶、豆豉等。因为这些食物在发酵过程中，既消除了食物本身的抗营养物质，又利于消化吸收，还会产生维生素B_{12}，而它在体内以辅酶的形式存在，能促进代谢，防止毒素产生。馒头的最佳伙伴是酸奶、豆浆或者各种营养粥（绿豆粥、小米粥、南瓜粥、鱼片粥、苦瓜粥、芹菜粥等）。

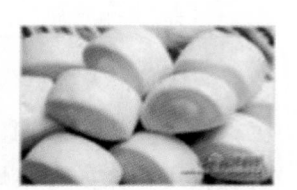

豇豆怎么吃？

豇豆有疗疾保健功效，其吃法也多样。李时珍称："此豆可菜、可果、可谷，乃豆中上品。"糖醋豇豆就是一种很科学的吃法。它是把鲜豇豆切寸长入沸水中煮熟，沥去水分后加入香油、白糖、醋、盐适量拌匀即成，入口清香嫩脆，秋季食用对脾虚便溏、妇女白带过多有益。

豇豆还可以与肉、葱一并切碎作馅来包饺子或包子，不失为极佳的面食。夏天的嫩豇豆入盐水泡制，也是佐餐的家常菜，有健脾肾、生津液的功效，最适宜老年体弱者在夏季食用。

白萝卜海带鸽子汤

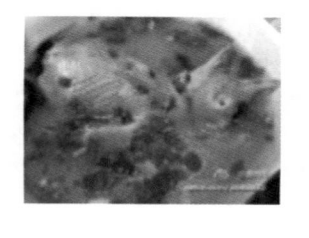

夏秋交接之际，没病也有三分虚。建议大家可以做一道利水降脂、补血生髓、益气降压的汤。先将鸽子洗净，放入锅中，加水煮沸，加几片姜，放料酒，小火炖至七成熟，加入萝卜丝、海带丝，煮5~10分钟后放盐。起锅前，可根据个人爱好，或加葱花，或加香菜。很养生的啦！

秋　季

芹菜炒冻豆腐

初秋时，人会莫名地感到乏力，其实是机体对季节转换时的应激反应。我们可以通过饮食来调节。而芹菜与它的一些好搭档，就很适宜这阶段食用，比如芹菜炒冻豆腐。芹菜（连叶子）100克，冻豆腐（即速冻过的豆腐）250克，不放味精，用香菇泥吊鲜，用香油烹饪。本菜能平肝清脑、降血压，还有改善睡眠的作用。另外，冻豆腐的蛋白质极易被人吸收。

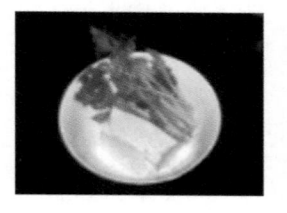

初秋吃番茄炒山药

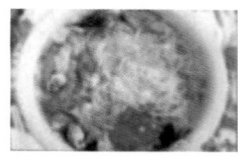

夏天是清补，而秋天是润补。初秋的番茄成熟度最好，番茄红素也最为丰富。而番茄中的番茄红素、维生素P等有保护血管、预防高血压的作用，并能改善心脏功能。另外，番茄含有大量的钾及碱性矿物质，能促进血中钠盐的排出，有利于维持体内水、酸碱平衡与渗透压，有降压、利尿、消肿作用，对高血压、肾脏病有良好的辅助治疗作用。还可预防和抑制癌症。山药含黏液蛋白，有提高免疫力的作用，还可健脾养胃。两者搭配，色美味美，黏液和汁液相得益彰，很开胃。

@沈宗尧1945：潘老师，西兰花加西红柿如何烧？教教我，谢谢！

回复@沈宗尧1945：先将西红柿在油锅中煸成糊状，然后将西兰花放入，三五分钟后加点盐，即可起锅。注意，西兰花不要太熟，否则抗癌物质要破坏的。如果能再加点白萝卜丝更好，但白萝卜丝要在西兰花之前先放，让白萝卜丝多熟一点。

芋头红豆百合汤 ▼

做法：秋天是芋头上市的时候，初秋吃"芋头红豆百合汤"，有宽胃肠之效。红豆化湿补脾效果不错，百合滋阴润燥是佳品。熬汤后，可根据自己的口味，或加冰糖，或加蜂蜜，或什么都不加，原汁原味均可。要提醒的是，芋头含有较多的淀粉，少吃一些，不然容易胀气。"适可而止"为王道！

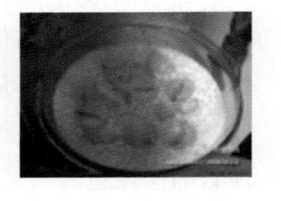

栗子炖白菜 ▼

入秋以来，气候干燥，日照时间减少，气温也逐渐下降，随着气候变化的影响，很多女性朋友常会出现毛发脱落增多、汗水分泌减少、口苦咽干、皮肤干燥和皱纹增多，且频繁便秘，脉搏也变得沉细，易于疲倦。此时，根据中医"春夏养阳，秋冬养阴"的原则，以选用栗子炖白菜这种"补而不峻"、"防燥不腻"的平补之品最为养颜健体。

做法：栗子200克，去壳切成两半，鸭汤适量，煨栗熟透，再加白菜200克及适量调味料，炖熟即可。栗子健脾肾，白菜补阴润燥，常食可改善阴虚所致的面色黑黄，并可以消除皮肤黑斑和黑眼圈。

莲子百合煲瘦肉 ▼

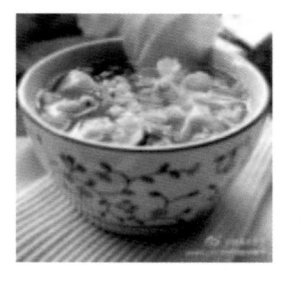

@健康养生报：

配料：莲子、百合各30克，精瘦肉200克。

做法：莲子、百合清水浸泡30分钟。精瘦肉洗净，置于凉水锅中烧开（用水焯一下），捞出。锅内重新放入清水，将莲子、百合、精瘦肉一同入锅，加水煲熟（适当放些盐、味精调味）。

功效：清润肺燥，清心安神。

板栗的熟吃法 ▼

秋天熟吃板栗健脾。熟吃板栗能和胃健脾，缓解脾虚。将板栗仁蒸熟、磨粉，制成糕饼，适合饮食少、身体虚的人，以增加食欲，调理肠胃。用板栗和粳米熬粥，既有利于脾胃虚寒所致的慢性腹泻，又是消化不良、气虚乏力的食疗验方。当然，不易一次性吃得太多，免得胀气。

板栗的生吃法 ▼

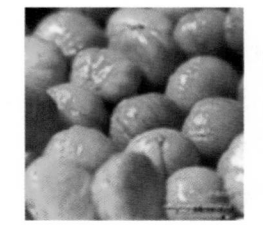

秋天生吃板栗补肾。每日早、晚吃生板栗3~4只，把生栗子放在口中细细咀嚼，至口感无渣成为浆液时，一点一点咽下去。功效：补肾强筋，活血止血，止咳化痰。板栗所含的不饱和脂肪酸、多种维生素和矿物质，对心血管疾病、动脉硬化、骨质疏松等有一定的帮助，还能预防和加速口腔溃疡的愈合。

秋季吃白萝卜

@金白水清：白萝卜通气、润肺。白萝卜可以和很多荤素菜搭配，而且很好吃。先把萝卜切成丝，用盐腌制1小时，去除水分，再起油锅加入葱花出香味，放入挤出水分的萝卜丝，加点绵白糖煸炒一两分钟即可。

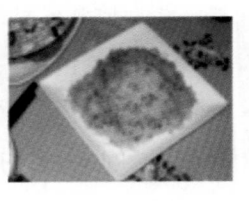

编后语

这个建议非常好！我这些天几乎天天吃。防止秋病食萝卜！中医认为，秋燥易伤肺，肺与大肠相表里，于是，大便就干结。萝卜能消食、顺气、通便。最近，公布的10个抗衰老蔬菜中有萝卜。

秋吃茄子去火气

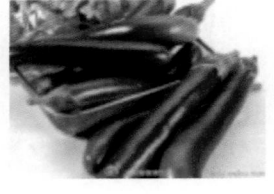

@我爱健康饮食：谚语中有"立夏栽茄子，立秋吃茄子"的说法。中医认为，茄子性凉、味甘，有清热止血、消肿止痛、祛风通络、宽肠利气等功能，所以在这个季节吃些茄子能降"火气"，除秋燥。而秋天刚收成的茄子被称为"秋茄"，带有独特的清香，口感细嫩，因此风味比普通茄子更胜一筹。

编后语

国外研究，茄子是抗癌强手，其含有的龙葵碱成分能抑制消化系统肿瘤的生长。另外，茄子所含的维生素P是黄酮类化合物，有助保持心血管的正常功能。高血压、心脏病的人都适合吃茄子。当然，茄子在烹饪时太会吸油了。为了消除这一麻烦，建议：清蒸后淋上小磨麻油或橄榄油或山茶油，这样就养生了。吃出健康是王道！

秋季双补

第一补：莲藕

秋令时节，正是鲜藕应市之时。此时天气干燥，吃些藕，能起到养阴清热、润燥止渴、清心安神的作用。鲜藕除了含有大量的碳水化合物外，蛋白质和各种维生素及矿物质的含量也很丰富，还含有丰富的膳食纤维，对治疗便秘，促使有害物质排出，十分有益。最佳吃法：七孔藕淀粉含量较高，水分少，糯而不脆，适宜做汤；九孔藕水分含量高，脆嫩汁多，凉拌或清炒最为合适。最好搭配：黑白木耳。搭配银耳可以滋补肺阴，搭配黑木耳则可以滋补肾阴。

第二补：百合粥

百合味甘微苦，性平。其营养成分丰富，有蛋白质、维生素、胡萝卜素及一些特殊的有效成分，如淀粉、多糖、果胶以及多种生物碱，对抑制癌细胞的生长有一定的疗效。百合有润肺止咳、清心安神等功效，成为秋季食用之上品。最佳吃法：煮粥。百合可当菜肴吃，如西芹炒百合、百合炒牛肉；也可煮粥吃，如百合与糯米制成百合粥，放上一点冰糖，不仅可口，而且安神，有助于睡眠。最好搭配：杏仁。杏仁有润肺止咳、清心安神的功效，搭配百合熬粥适用于病后虚弱、干咳患者。

绿豆百合麦片粥

@明珠JJ：煮粥要一次性加水到足够,中途加水容易"嘎"(不黏)。绿豆与米一起煮，百合后半程放入。豆和百合都不宜多放，点缀即可。煮粥火候：大火滚开后改中小火，然后再撒两把麦片进去，到冒出大泡泡熄火，不开盖再焖一会儿。

编后语

关键是孔娘子煮粥的窍门，煮的好就会让绿豆、百合、麦片、大米四物合一，成为暑秋天的一款清凉滋润粥。

冬 季

冬季饮食与养生

立冬之后，早睡晚起，少咸增苦。早睡可养人体阳气，迟起能养人体阴气，睡足7~8小时，以太阳升起时间为度。饮食少咸是因为冬季为肾经旺盛之时，而肾主咸，心主苦。从中医学五行理论来说，咸胜苦，肾水克心火。若咸味吃多了，就会使本来就偏亢的肾水更亢，从而使心阳的力量减弱。所以多食苦味食物，以助心阳。

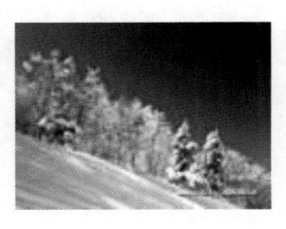

冷天抗寒防病"五招"：①常喝白开水，冬天气候干燥，人体极易缺水；②早上喝姜枣茶，增强抗寒能力；③坚持冷水洗脸，预防感冒；④床头常放柑橘或薄荷油，预防上呼吸道疾病；⑤夜卧桑叶和秋菊的枕头，可清目醒脑治感冒（这个枕头是需要自制的）。大家可以试试"五招"，平安温暖度冬天，健健康康迎春天。

大雪节气的饮食

@曲黎敏官方微博：今日大雪。依旧阳气布散，冬不藏则易生温病，疾病多为腹中常鸣、腹泻、上热下寒、胸闷气短、喘咳不能久立、恶寒发热、眼睛怕光、牙齿疼痛等。宜多睡，晚上吃萝卜，清凉顺气。

编后语

冬天，上热下寒者（上：或牙疼或喉疼或头疼；下：或腹泻或大便不成形）建议晚上吃萝卜，加点胡椒粉，在清凉顺气的同时让胡椒粉发挥它引火归元的效能。

@粉红的60后：潘老师，请教一下，我现在正吃膏方，吃了萝卜会否影响药效？

回复@粉红的60后：如果膏方有人参，是不宜吃萝卜的。

@女性健康讲堂：胡萝卜味甘，是养血排毒、健脾健胃的有效解毒食物。功效：与体内的汞离子结合后，能有效降低血液中汞离子的浓度，加速体内的汞离子的排除。白萝卜、红萝卜、小萝卜也具有上述功效。适合症状：适用于铅、汞超标的化妆品或饮食中铅、汞引起的黄褐斑、蝴蝶斑等皮肤问题。

编后语

萝卜的颜色不同，功效也各异。白萝卜清肺热；青萝卜清肝火；红皮小萝卜清心火；黄色胡萝卜健脾胃。根据自身情况，选择饮食。吃来吃去，关键是要吃对！

冬天多吃山药 ▼

山药不仅有"神仙之食"的美誉，还有"食物药"的功效。山药含有淀粉酶、多酚氧化酶等物质，有利于脾胃消化吸收；山药含有大量的黏液蛋白、维生素及微量元素，能有效阻止血脂在血管壁的沉淀，预防心血管疾病。山药具有健脾、补肺、固肾、益精等多种功效，并且对肺虚咳嗽、脾虚泄泻、肾虚遗精、带下及小便频繁等症，都有一定的疗补作用。

有人说，富人吃冬虫夏草，穷人吃山药。可见山药的滋补地位。

山药分菜山药、毛山药和铁棍山药。菜山药表面光滑，呈圆柱形；

毛山药表面呈黄色或棕黄色，有明显的纵轴及未除尽的拴皮；铁棍山药直径通常为1~2厘米，粗细均匀，像个小铁棍，是山药中的精品，滋补效果相当好，被称为天然补肾王。

山药可以蒸着吃或炒木耳香菇，也可以做山药枣糕，煮粥也不错。我在崇明吃的山药估计是毛山药，所以是连皮红烧的，第一次知道山药还能这么做。连皮山药洗净，切成两寸一段，起油锅，煸炒后放酱油焖烧，直至烂熟后起锅装盆。同去的小胡医生连连称赞，这是他至今吃到的最好吃的山药。

最佳吃法：蒸着吃（特别是铁棍山药），营养损失最小。最好搭配：枸杞。如果不单独吃山药，可以和枸杞搭配来熬枸杞山药粥，能更好地发挥滋补效果。

山药红豆薏仁米 ▼

冬季排湿祛内热的茶饮：山药红豆薏仁米。汤水煮得多一些。对有湿热者，很适合。而虚寒者不宜。要对症。吃对才是硬道理！

@梧桐树下雨潇潇：潘老师，您好，听说您今天在电台介绍了一道羊肉白萝卜甘蔗汤，不知具体怎么做，甘蔗怎么处理，能再详细介绍一下吗？非常感谢！

回复@梧桐树下雨潇潇：甘蔗削皮、切段，同煮。

@梧桐树下雨潇潇：爸爸爱吃羊肉，所以我今天亲自动手特意为他煮了一锅潘肖珏老师推荐的白萝卜甘蔗羊肉汤，果然很清香美味，没有以往的羊膻味，连从来不吃羊肉的妈妈也尝了一块。看到爸妈脸上的笑容，我很欣慰。

冬天吃红枣暖身补血

红枣的功效：①有补脾，养血，安神；②驻颜祛斑，健美丰肌；③补血调经，活血止痛，润肠通便；④润肺健脾，止咳，补五脏，疗虚损；⑤使皮肤滋润嫩滑、光洁白净。红枣可以煲汤、熬粥，但我的建议是蒸熟后吃。

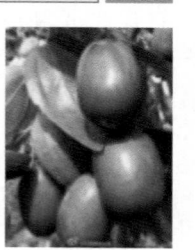

冬天核桃怎么吃

近日世界卫生组织更新了健康食品排行榜，坚果榜冠军是核桃。核桃能延缓动脉硬化，软化血管。冬天吃核桃正当时，但在正餐之外吃，因其油脂过高而增加肠胃负担，所以建议在正餐（早、中、晚均可）之间加入。核桃可以与黑芝麻配伍，也可放在豆浆中或粥里。核桃热量高，吃多了易上火，出现大便干结、口气重等，一般情况一人一天3只核桃足以。核桃最好吃带壳的，现砸现吃，以免氧化。

医学专家说，有的人牙齿洁白而坚固，外表完整无缺，但一遇到酸、甜、冷、热食物便酸痛起来，这就是牙本质过敏症。常吃核桃，可起到防治作用。核桃仁中含有丰富的脂肪油、蛋白质、维生素、钙、镁等成分，其中油和酸性物质能渗透到牙本质小管内，起隔离作用。

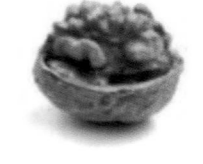

吃核桃能直接健齿？学习了！我原本以为吃核桃补肾，肾气足则牙才好。今天才知道，核桃不需要经过"肾"这一介质，而直接可以作用于牙齿。我牙齿好，原来有"核桃"的功劳！

营养师推荐的紫薯3种吃法

（1）无比美味的紫薯桂花粥——国家高级营养师赵英敏

选择一个紫薯，紫米，银耳，红枣几颗，糖桂花少许。做法也很简单，先将紫米淘洗干净，用凉水泡2小时，红枣去核，紫薯去皮切小块。然后，先将紫米倒入砂锅加水大火煮开，加入大米和紫薯，开锅后用小火，直到煮软煮烂再加糖桂花和红枣，煮开2分钟即可。

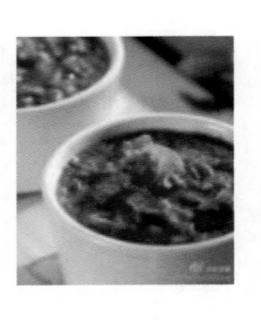

这款粥看起来就非常讨人喜欢，有紫薯的甘甜，糖桂花的清香，很是入口。不仅可以美容养颜，同时开胃润肠排毒又瘦身。暖暖的，甜甜的，最适合这个季节食用。需要注意的是，紫薯和紫米都是天然色素。又因为花青素易溶于水，所以不必担心浓重的紫色。紫米也不宜过分搓洗，免得丢失很多最重要的成分花青素。

（2）强力润燥的紫薯银耳汤——北京友谊医院营养科营养师顾中一

冬天的早晨，喝碗热乎乎的紫薯银耳汤的确是非常美的事情。可以头一天晚上将银耳泡发好，加清水小火煮1小时，然后加入紫薯、红枣、梨片和冰糖，再炖上半个小时就可以关火了，黏糊糊的，非常美味。

相比于白米饭，这顿早餐非常营养，搭配也很合理。银耳和紫薯富含碳水化合物，吃下去，饱腹感很强，但热量却很低。为了增加维生素，加了红枣。银耳本身就有润燥作用，为了增强效果，还加了梨片。喝汤的时候，如果感觉不太甜，可以加些红糖，补血又暖身。当然，还要吃一个水煮鸡蛋来补充蛋白质，出门时再带一个水果作为早间加餐就更完美了。

（3）保暖补身的紫薯南瓜糖水——南京市中西医结合医院亚健康门诊专家郭海英

南瓜是每年万圣节的主角，如今搭档紫薯，可谓是"强强联手"。南瓜不仅是补铁高手，可以预防贫血，还可以减少铅的吸收，特别是对于经常染发、频繁化妆的女性来说，特别适合。而紫薯中的硒含量很丰富，加上花青素，对于提高人体抵抗力很有帮助。

把南瓜去皮去籽切小块，紫薯去皮切小块。然后将南瓜和紫薯块放入汤锅，加入适量清水，大火烧开后转小火炖煮。看到南瓜和紫薯煮黏糊了，加入少量冰糖或者红糖至融化即可，绝对是这个季节最好的保暖饮料。

阿胶补血鸡蛋羹

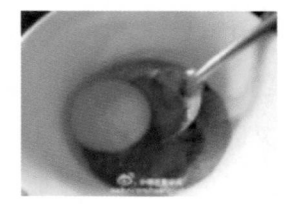

@易医推拿派：对血红蛋白低、贫血的女性适用，效果棒极了！东阿阿胶粉20克，鸡蛋1个，加黄酒2两，红糖适量，少许水，搅匀，放蒸笼里蒸熟。每天吃1次，10次后再查血红蛋白。我老婆吃过，有点腥味，可以接受。注意：外邪未清，有子宫肌瘤或肿块的不宜服用。要在医生指导下服用。

编后语

天冷了，血气不足的朋友，舌苔状况好的，可以推荐用此方试试！

吃 对 水 果

饭后喝杯热梨汁，可加快体内排毒

研究人员发现，饭后吃个梨或喝杯热梨汁，积存在人体内的致癌物质可以大量排出。调查结果显示，吸烟或者吃烤肉等在体内聚集的强致

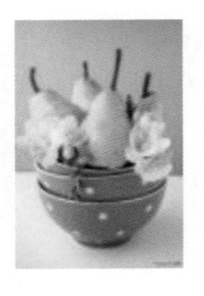

癌物质多环芳香烃，在吃梨后会显著降低，特别是喝了加热的梨汁。

梨虽然很甜，但其热量和脂肪含量很低。中老年人多吃些梨，可以帮助人体净化器官，软化血管。吃梨还对厌食、消化不良、肠炎、慢性咽炎等疾病有一定的辅助疗效。不过，专家提醒，梨虽然是佳果，也不宜多食，风寒咳嗽、脘腹冷痛、脾虚便溏者以及产妇都要慎食。梨还有利尿作用，夜尿频者睡前要少吃梨。梨含果酸多，胃酸较多的人也不可多食。

不甜的水果——火龙果

@饮食健康：火龙果的五大功效：①排毒解毒，保护胃黏膜；②抗衰老，预防脑细胞变性，抑制痴呆症发生；③美白皮肤、养颜；④减肥，降血糖；⑤润肠滑肠，预防大肠癌发生等。火龙果果实汁多味清甜，除鲜食外，还可酿酒、制罐头、果酱等。

每月最该吃的水果

一月：柿子、猕猴桃。二月：甘蔗。三月：菠萝。四月：芒果、山竹。五月：草莓、荔枝。六月：樱桃。七月：桃子、李子。八月：西瓜。九月：葡萄。十月：梨子。十一月：苹果。十二月：橘子

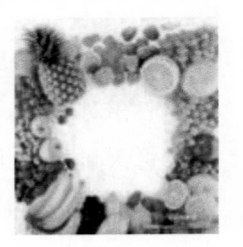

打蜡苹果怎么洗

近来有媒体报道，90%的苹果都打蜡。专家表示，如果是食用腊则相对安全，但如果是工业蜡，其中含有的汞和铅则对人体有害。那么打蜡苹果怎么洗呢？人工果蜡用温水冲洗即可，或者加用粗盐去搓洗，民

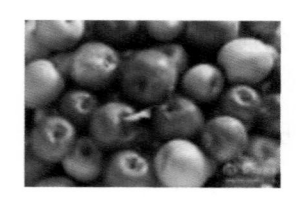

间还有用面粉浸泡10~15分钟之后再冲洗的方法。我认为，苹果削皮实在是让营养大打折扣，我的方法是用竹盐牙膏反复搓洗苹果，而后用净水冲洗。不过，进口的苹果似乎蜡太多，我还是削皮的，保险一点为好。

冬天水果怎么吃营养最大化

煮着吃，味道好，也更有利于身体吸收水果中的营养。

①梨：煮一煮，润燥效果更佳。②山楂煮粥：抗衰老、治痛经，还抗癌。③柚子：柚子皮温水煮10分钟后和蜂蜜一起冲茶喝，可降低血液的黏稠度，瘦身减肥，抗衰老。④大枣：蒸食更补益脾胃。⑤苹果：果胶遇热，益处倍增。⑥鲜橙炒虾仁：鲜橙去皮取果肉，用热水浸透一下，再把虾仁在背上开刀，过油炒一下，起锅后加入柠檬汁，最后把虾仁、鲜橙加入即可。

心情不好，餐后吃根香蕉

阳亢人群肝火盛，容易上火，容易感情用事，郁闷心相对较重。中医科专家提示，香蕉是个解闷果，每天餐后吃上一根，可以增加大脑5-羟色胺的浓度。5-羟色胺可改善脑内环境，激发神经兴奋，减少引起低落情绪的激素，使人开朗，心情舒畅。

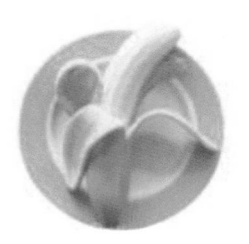

调理身体不适的各类水果

过度用脑——香蕉；过度用眼——番木瓜；牙龈出血——猕猴桃；

心脏病史——葡萄柚；长期吸烟——葡萄；肌肉拉伤——菠萝；预防皱纹——芒果；血液供氧不足——樱桃；腹泻——苹果；胃痛——木瓜；消化不良——草莓、枇杷；肺热咳嗽——梨。

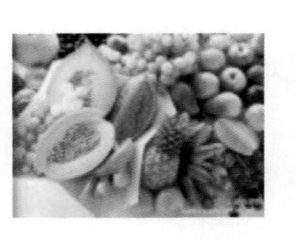

不可小视石榴的功效

①可降低血脂，降血糖，降低胆固醇；②最佳零食之选，因为石榴热量超低，吃起来费劲费时，可满足减肥朋友吃东西的欲望，同时不

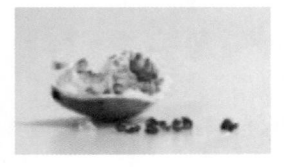

用担心发胖；③含有的多酚物质比绿茶多得多，还含有抗氧化物质鞣花酸，可预防衰老、防晒，使皮肤红润紧致有光泽；④有一定的抗菌作用，适合腹泻和消化道溃疡者。

哈密瓜不是热性水果

哈密瓜有独特的食疗功效：清凉除烦热，生津止渴，肾病、胃病、贫血、便秘均可食用。为避免哈密瓜性凉而伤阴，介绍一种食用方法：哈密瓜1个，洗净，由上端横切，挖去瓤籽。鸡蛋2个，用少许清水将其在碗中打散。将胡萝卜250克、西芹

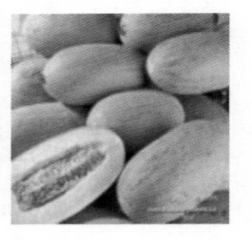

100克切成小丁加入蛋液中，再倒入哈密瓜中，上锅蒸熟食用。

苹果+胡萝卜＝黄金搭档

一只洗净的苹果和半根洗净的胡萝卜，打成泥。如是老人或病人，就榨成汁。最好是早上吃。其营养价值和养生价值是得到国际医学专家

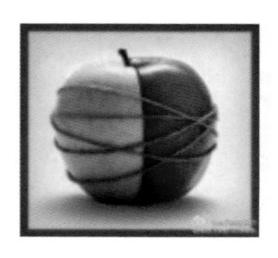

首肯的。关键是苹果必须连皮带籽，这样能吸收全息营养。所以，苹果和胡萝卜一定要买质量好的。《吃出美丽》一书作者丹尼尔曾解释说："新鲜的苹果是一种很不错物美价廉的美容食物，因为苹果里面含有大量的水分、纤维等有利于保持皮肤年轻的物质。另外，低能量、含有多纤维和胡萝卜素的胡萝卜也是不错的皮肤美容食物，胡萝卜还有助于牙齿健康。

@史迪仔企鹅和鱼：潘老师，今天在您的书上看到说胡萝卜可以生吃，我是按照自然疗法的原则每天给爸爸榨胡萝卜汁喝。但查到的其他资料都说胡萝卜生吃无法吸收脂溶性的胡萝卜素。您怎么看呢？

回复@史迪仔企鹅和鱼：建议胡萝卜＋苹果榨汁。绝配！

@青橄榄树小家：但我吃了后手脚脸都黄了。

回复@青橄榄树小家：是不是胡萝卜放多了，还有就是脾胃不吸收，积淀在皮肤。有这种情况的，就停一下吧。

水果要吃对时间 ▼

（1）早上最宜：苹果、梨、葡萄。人的胃肠经过一夜休息之后，适合食用酸性不太强、涩味不太浓的水果。

（2）餐前别吃：圣女果、橘子、山楂、香蕉、柿子。有一些水果是不可以在饭前空腹吃的，易引起胃胀、反酸、胃痛等症状。

（3）饭后宜选：菠萝、木瓜、猕猴桃、橘子、山楂，可解油腻，助消化。

编后语

　　水果到底应该饭前吃还是饭后吃？N人曾N次问过我这个问题。其实不能简单地回答，水果家族是有分工的，请记住他们各自享用的时间吧！

食 疗 小 方

鸭梨加醋防秋燥 ▼

　　秋天许多人感到眼睛干涩，眼屎多。推荐一款食疗——鸭梨加醋。一片鸭梨滴上一滴醋直接吃，每天坚持吃10片。此偏方依据的是两个中医理论"酸入肝"和"肝开目"。酸味入肝养肝，而养肝可以明目，改善眼睛的诸多不适。而秋天吃鸭梨，又能滋养肝阴。注意两点：醋用米醋；胆结石患者不适合此方。

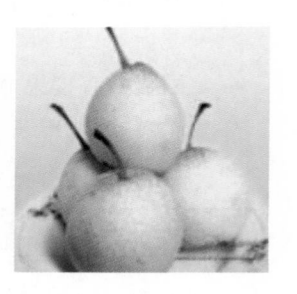

老中医不外传的润燥化痰解火茶 ▼

　　@饮食健康：①雪梨洗干净，去芯，连皮切成小块，菊花洗干净备用；②锅里放适量的清水后，倒入雪梨块，大火煮开后，转小火煮20分钟左右；③放入菊花，小火再煮15分钟；④最后加冰糖，继续小火煮至冰糖溶解，即可饮用。

　　清代温病大家吴鞠通的杏仁汤方以梨皮入药，有润肺化痰之功（或以为梨肉化痰，而梨皮止咳）。吴氏用梨，很有新意，可谓妙天用梨者。

因此梨皮也是好东西，切来洗净煮水也是不错的，尤其适合小孩子防治咳嗽。清洁梨皮的方法，我是用盐反复搓洗。

鲜梨粥能降火。做法：鲜梨两个，去皮去核后打成泥，再和少量粳米、冰糖以及水一起放在煲粥锅里熬粥。此款粥尤其适合喉咙干痒的患者。

防秋燥吃银耳

"防秋燥"能手银耳，昵称"白木耳"。好好伺候她，有三要义：①用冷水或温水泡发2~3小时，而后去除根部；②发好的银耳不能冷藏，防易碎及营养成分流失；③煮熟的银耳不能隔夜。因在细菌的分解下，其中所含的硝酸盐会还原成亚硝酸盐，从而对人体造成严重危害。善待银耳，她滋阴清肺养颜。

@卉樱果ingrid：发好的黑木耳能冷藏吗？谢谢！

回复@卉樱果ingrid：以前我一直冷藏的。现在，按照推理，好像也不能，对吗？

降脂玉米饼

将蒜粉、黑胡椒粉、核桃粉、切碎的芹菜等掺在玉米面中，加适量盐和山茶油，用番茄汤调和。为了增加黏稠性，需要用无糖藕粉勾芡，做成薄薄的小饼状，上蒸锅蒸20分钟，出锅装盘，上面淋上番茄酱。可当作点心，也可当作主食。

功效：常吃可降低胆固醇、清调血脂、通便、平血压，还有一定的瘦身作用。

养胃十大秘诀

（1）最养胃的是面条和馒头；米中含酸多，所以少吃米饭。

（2）如果熬粥，少量放点苏打，对胃有好处。

（3）小米粥就馒头（不是包子），可以养胃。

（4）花生养胃，生吃最好，饭前吃个4~6粒，吃太多反而伤胃。

（5）大枣、豆腐、白菜、牛奶、胡萝卜、红茶、蜂蜜，这些食物都能健脾和胃。

（6）木瓜适合胃的脾性，可以当作养胃食物。对于胃酸较多的人，不要食用太多。而且，一定要记住，胃喜燥恶寒，除了冰的东西以外，其他寒凉的食物像绿豆沙等也都不宜多吃。

（7）食物以软、松为主，一些比较韧性、爽口的东西不宜多吃，因为这些东西最难消化。胃病不能吃高油脂类东西。

（8）汤最好饭前喝，饭后喝汤也会增加消化困难。

（9）入睡前两三个小时最好不要吃东西，否则容易影响入睡。如果觉得肚子空，可以多喝水。

（10）有胃病的人饭后不宜运动和工作，最好休息一下，等胃部的食物消化得差不多了再开始工作，或者慢步行走，对消化比较好。

被称赞为90岁的年龄、40岁的心脏的国医大师路志正说：养生最怕"过"。饮食不能过，甘能让人满；穿衣不能过，过紧易招病；运动不能过，天冷尤忌静。绝对真理啊！有时我胃口好，往往还是会控制不住食欲，一不留神就容易吃过头。宋美龄就能做到每天5餐，每餐5分饱，所以她能活到106岁。

养胃小米粥

小米的吃法有三：一是熬粥，二是煮饭，三是磨成小米面蒸着吃。

这3种吃法，各有各的滋味，但以煮粥吃最好。小米熬粥不仅好吃，而且营养丰富全面，有"代参汤"之美称，尤其适宜食欲欠佳、肠胃不好以及贫血的人食用。

有的女性在生育后，一直有用小米加红糖来调养身体的传统。小米熬粥时，上面浮的一层细腻的黏稠物俗称为"米油"，中医认为其滋补力最强。

小米还可和豆类一起煮粥，将小米、紫米、玉米、红豆、绿豆、花生豆、红枣一起煮熟至黏稠状即可，这就让小米的营养十全十美了。

最适合餐前吃的养胃食物　▼

（1）木瓜：有助于消化，还能防止胃溃疡。

（2）胡萝卜：提高人的食欲和对感染的抵抗力。

（3）番茄：可促进胃液生成，加强对油腻食物的消化。

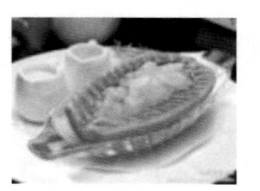

（4）香菇：具有行气健脾、和胃益气、开胃助食的作用。

周末排毒餐　▼

@健康顾问微博：

（1）周五晚：250克酸奶+500克红薯（地瓜）蒸熟连皮吃+苹果2个。

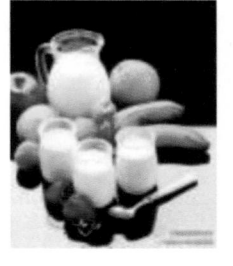

（2）周六晚：250克酸奶+500克红薯（地瓜）蒸熟连皮吃，备一大壶(3升)淡盐水。

（3）周日早上6点，大口喝下一杯温热的淡盐水，之后将昨晚准备的盐水一杯一杯喝下，直到排出清便。

清肠以半个月一次为佳。清肠前一天要吃清淡一点。

编后语

　　身体的毒素都是"真老虎"，排毒是养生之本！酸奶＋红薯＋淡盐开水，连续3天，清宿便。思考了一下，觉着安全，也容易操作。

排毒早餐的不二选择

　　@十全菜谱的美食心情：燕麦具备降胆固醇和降血脂的作用。由于燕麦中含有丰富的食物纤维，这种可溶性的燕麦纤维，在其他谷物中找不到。因这种纤维容易被人体吸收，且因热量低，既有利于减肥，又适合心脏病、高血压和糖尿病病人对食疗的需要。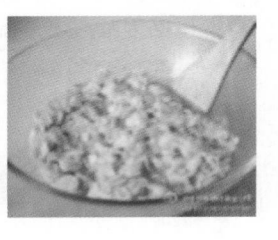

　　@NK_HJ：请问做成饼干加点果干或坚果好不好呢？

　　回复@NK_HJ：燕麦需要液体让它涨发的。不然，不易消化。

　　@宝月精舍：请问生燕麦米如何吃最好呢？

　　回复@宝月精舍：我的体会是熬粥。

认识带鱼的医疗价值

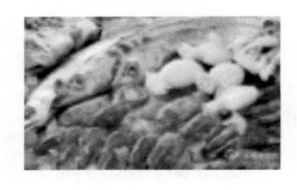
　　@喝酒捞肉：带鱼表面有一层银色反光的物质，有些地区称为银鳞。银鳞并不是鳞，而是一层由特殊脂肪形成的表皮，称为"银脂"，是无腥无味的。其脂肪的构成有益于人体：不饱和脂肪酸、卵磷脂、6-硫鸟嘌呤物质。

编后语

近年来科学家发现，带鱼的银白色"鱼鳞"中的6-硫鸟嘌呤，能有效地治疗一些癌症。所以，我吃带鱼不刮鳞。

@快乐的懿懿：带鱼不是发物吗？可以吃啊？

回复@快乐的懿懿：这又是一个有争议的问题。临床上用来治疗急性白血病的6-硫鸟嘌呤（6-TG）就是以带鱼提取物为原料的。

人体上火的饮食疗法 ▼

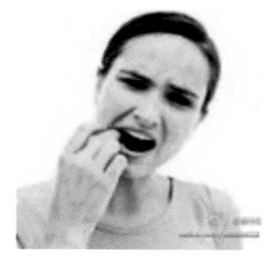

专家告诫："上火"是炎症作怪，莫忽视。中医说的"上火"与西医讲的"炎症"有着密不可分的关系。身体长期处于这种状态，可能诱发许多疾病。因为这是人体内自由基过多引起的。解决的办法，除了均衡营养、加强锻炼外，还有3项措施：①补充降糖之宝纤维素；②补充降火之宝抗氧化物；③补充降脂之宝欧米茄3。

从中医的角度"上火"是人体阴阳失衡后出现的内热症。如果出现咽喉干痛、两眼红赤、鼻腔热烘、口干舌燥以及烂嘴角、流鼻血、牙痛等症状，中医就认为是"上火"了。而以五脏六腑为纲进行划分，"上火"主要有胃火、心火、肝火、肺火几种。

（1）胃火炽盛：长痘痘、牙龈肿痛、口角溃烂、口气重，严重者舌苔发黑。降火食疗方：绿豆百合粥（详细做法见前述p58）、荸荠藕汁汤。

荸荠藕汁汤的做法：选荸荠和鲜藕各250克，一起煎汤，加入适量冰糖。分3天吃完，有润胃凉血降火的功效。

（2）肝火炽盛：头痛头晕、睡眠不稳，也有胃部不适的肝胃不和症状。

降火食疗方：灵芝水煮黑木耳、枸杞菊花茶。

灵芝水煮黑木耳对平息肝火有作用。做法：选木耳约40克，灵芝片30克。先将灵芝用2碗净水浸泡半小时，大火烧开后小火炖40分钟，取出灵芝片后灵芝水待用。木耳浸软，去除根部硬块，切成粗丝，放入灵芝水中煮半小时待用。锅中放1汤匙油，爆炒姜片，放入煮好的黑木耳，用大火不停翻炒数分钟，放葱炒匀，加少许柠檬汁、盐即可上碟。

枸杞菊花茶的做法：枸杞先煮30分钟，加入菊花后再煮3分钟，就可作茶饮，适用于经常用脑者。

（3）心火上沿：口腔溃疡、咽痛咽干、失眠。降火食疗方：冰糖莲子汤、苦瓜炒白果。

冰糖莲子汤:《本草纲目》记载莲子"清心去热"，除烦热、清心火、养心安神，对于心火内炽所致的烦躁不眠具有较好的疗效。

苦瓜炒白果的做法：选苦瓜1个，白果10颗。白果洗净，苦瓜洗净切丁；苦瓜、白果放在开水中稍泡一下，马上捞出备用；炒锅加少许油，放入白果、苦瓜及调味料炒熟，用淀粉勾芡上碟。

（4）肺热火炽：咽喉干疼、口干而渴。降火食疗方：银耳雪梨汤、芦笋百合汤。

银耳雪梨汤的做法：选50克银耳，梨两只。将梨洗净切块，银耳泡发后加水500毫升，煮开20分钟即可，加冰糖少许。饮用有润肺止咳之功效。

芦笋百合汤的做法。芦笋2根（含白色部分）+鲜百合半只（百合干也可）+冰糖少许（不怕苦者，不加糖也行）。将芦笋洗净，切小段，与百合、冰糖一起放入瓷碗中，隔水炖，至食物熟透即可。分早晚两次服用，连续服用两周。需注意：在炖此物时不可使用铝锅，以免降低疗效。我用的是炒菜的铁锅。

补钙食疗

尽管补钙可预防和延缓骨质疏松的发生，但被人们所忽略的是钙需要在维生素D的配合下才能被身体有效吸收。媒体报道调查数据：上海女性维生素D充足者仅7.4%，而缺乏比例高达46%。专家说维生素D如同"搬运工"，能够把摄入的钙"搬运"到骨骼中。而许多食物中含有维生素D，故很少需服补充剂。

补钙食物：酸奶、绿色蔬菜、豆制品、小鱼小虾（特别是虾皮）。

补充维生素D的食物：鱼肝油、蘑菇、香菇。在干香菇中有一种维生素D的类似物，每100克香菇里约有1 600毫克的维生素D。鸭蛋中的维生素D要远胜于鸡蛋。在上海每年4~10月的阳光可给人补充维生素D，途径是不涂防晒霜的晒太阳。

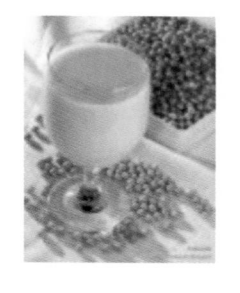

喝豆浆补钙是一种好方法，但喝豆浆有些禁忌：①不要与药同饮；②忌冲入鸡蛋；③不能空腹饮豆浆；④忌放红糖；⑤豆浆性质偏寒，暖气、消化不良和肾功能不好的人，最好少喝；⑥敞开锅盖煮开；⑦常喝豆浆注意补锌；⑧豆浆一定不要与红霉素等抗生素一起服用；⑨忌用保温瓶储存豆浆。

黑芝麻也是补钙能手，每100克黑芝麻含钙量是780毫克，是同等重量牛奶的六七倍。但它的补钙效果是一定要与山药泥配合的，晚餐吃山药芝麻泥是不错的选择。简单的做法是用黑芝麻酱拌熟山药。

芝麻：传说慈禧太后为保持美丽的肌肤，而酷爱吃芝麻。即使是现在，女性同胞也喜欢饮用芝麻加水和蜂蜜。事实上，就现代营养学的观点而言，芝麻含丰富的亚油酸及维生素E，可改善末梢血管障碍，使肌肤滋润，是肌肤干燥者一定要吃的食品。为肌肤粗糙所苦的人每天喝芝麻茶，肌肤会变好，有光泽。

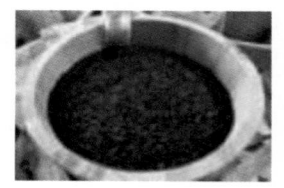

月子妈妈要不要补钙

有很多妈妈问，坐月子还用补钙吗？如果补钙，究竟该怎样做呢？育儿专家强调：月子里的妈妈一定要补钙，妈妈缺钙的直接结果是奶水缺钙，进一步导致处于哺乳期的新生儿先天性缺钙，为母子将来高发的骨质疏松患病率埋下隐患。

补钙产品最重要的是三条：①严格的品质要求，不能含有重金属等其他杂质；②无论是何种形式的钙，最重要的是容易被身体吸收；③钙与其他元素的完美比例形成的协同效应，比如钙与镁2：1的完美比例等。

提高免疫力的食疗方

晨起一杯柠檬水：新鲜柠檬切片与冰糖或者蜂蜜泡在瓶中，每天晨起取两片，冲水，空腹饮。柠檬能提升免疫力是近期科学家的一大发现，因为柠檬是纯碱性食物。鉴定是酸性食物还是碱性食物，标准不是依据味觉。就像醋是酸的，但却是碱性食物一样。

喝酸奶防感冒：寒冷季节流感多发，如果你还没准备好应对流感，那么多喝点酸奶吧。近日，美国"魅力"网站刊文指出，喝酸奶可以帮助抵抗流感病毒。研究人员通过分析3 451名参试者的10组数据发现，吃酸奶可以使上呼吸道感染的概率降低12%，经常喝酸奶的人感冒概率比不经常喝酸奶的人低得多。

大蒜是好食物，但有些人不宜吃大蒜

①患有青光眼、白内障、结膜炎、麦粒肿等眼疾的人最好少吃；②肝病患者，大蒜对肝炎病毒没用，反而可抑制肠道消化液分泌，加重病情；

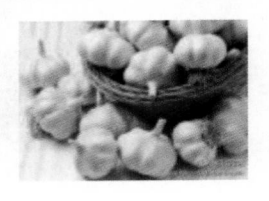

③发生非细菌性的肠炎、腹泻时，大蒜素会刺激肠道，使肠黏膜充血、水肿加重；④服药病人不宜吃大蒜，大蒜可能与药物相斥。

改善失眠的一款食疗方 ▼

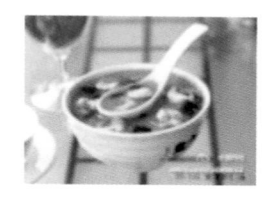

　　如今失眠困扰了许多白领，其中原因之一是褪黑素分泌不足。分享晚饭时的一款汤：紫菜虾仁汤。将锅中的水烧开，放入虾仁80克、紫菜（撕开）10克，5分钟后加少许盐（或酱油），最好放点干贝素，起锅前放麻油，撒上香菜末。很灵的！理由：紫菜和虾仁含有丰富的虾青素，虾青素可促进内源性褪黑素的分泌。

各种常见鱼的保健功效 ▼

　　①鲫鱼，益气健脾；②鲤鱼，止咳平喘；③鲢鱼，暖胃润肤；④青鱼，祛风除烦；⑤黑鱼，补肝肾；⑥墨鱼，补气血；⑦带鱼，补虚、泽肤；⑧鳗鱼，益气养血、柔筋利骨；⑨黄鳝，祛风湿；⑩鲈鱼，防治糖尿病；⑪泥鳅，祛毒除痔护肝。

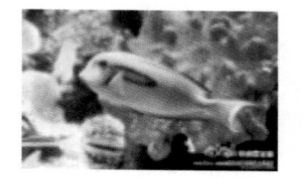

补血健脾河鲫鱼 ▼

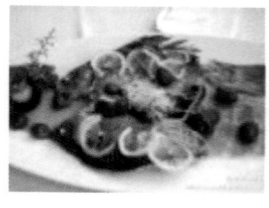

　　我在崇明怡沁园度假村开发了12道养生菜，客人最喜欢的是柠檬红枣蒸河鲫鱼。做法：新鲜河鲫鱼1条，大枣7只。先将鲫鱼净膛，去鳃，清洗干净，从鱼膛内沿着脊柱两侧用刀划开，不能划开背部，将鱼趴在盘中，用柠檬汁腌制10分钟。红枣去核，用开水泡软，放在鱼肚内和鱼身上，加少许黄酒，放入盘中。待水煮开后，将鱼放入蒸锅内蒸15分钟左右，然后撒上葱姜丝，柠檬片围在周围，倒入蒸鱼豉油，淋上热油即可。

　　功效：红枣能养心补血，鲫鱼健脾益气，柠檬开胃去腥，有点酸、有点甜、有点咸，三者结合养生又美味。

吃鸭血赶走体内有害物质 ▼

　　研究表明，鸭血中的蛋白质经胃酸分解后可产生一种消毒、润肠的物质，这种物质能与进入体内的粉尘和有害金属微粒起生化反应，将它们带出体外。所以，我们可以经常买一些有品牌的鸭血食用，建议不要买零散的桶装的。鸭血可以烧豆腐，也可以大蒜叶炒鸭血，还可以做汤。

最容易被我们扔掉的营养 ▼

　　①扔掉的抗癌物质：茄子、萝卜、苹果、红薯、番茄的皮。②扔掉的维生素：莴笋叶、白菜老叶。③扔掉的胶原蛋白：鸡鸭的皮、鱼鳞。④扔掉的美容强身宝贝：骨头、骨髓、软骨。⑤扔掉的最有营养的部分：豆芽的两头、青椒生籽的白色海绵部分、冬瓜的白色芯部。

不可忽视玉米的保健功效 ▼

　　根据1994年美国哈佛大学医学院和许多研究中心一起做的研究显示，摄取较高量的黄体素和玉米黄质，能降低43%罹患老年黄斑病变的概率。玉米是抗眼睛衰老的极佳补充食物。由于玉米中所含的胡萝卜素、黄体素、玉米黄质为脂溶性维生素，加油烹煮后有助于吸收，并增强营养作用。所以，老年人应多吃玉米，可以时不时地炒着吃，比如做道松

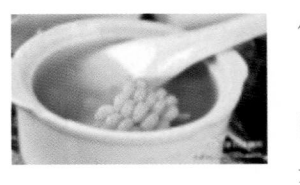

仁玉米。

煮玉米时间越长，抗衰老的作用越好。美国康乃尔大学在《农业与食品化学》发表的文章显示，在摄氏115℃下，将甜玉米分别加热10分钟、25分钟和50分钟后发现，其抗自由基的活性依次升高了22%、44%和53%。也就是说，加热时间越长的玉米，其抗衰老的作用越好。所以，老年人在家中煮玉米，最好能多煮一段时间。

降糖功效。玉米须有一定的利胆、利尿、降血糖的作用，民间多用以利尿和清热解毒。如慢性肾炎或肾病综合征患者，可用干玉米须50~60克，加10倍的水，文火煮开，每天分3次口服，对糖尿病患者降低血糖十分有益。只是作用迟缓，以经常饮用为宜。

虽然玉米的功效众多，更是抗眼睛衰老的佳品。专家提醒，吃玉米时应注意嚼烂，以助消化。另外，腹泻者、胃寒胀满者、胃肠功能不良者一次不可多吃，并尽量吃新鲜玉米。

吃白菜，防疾病

@生活家刘纳：白菜有很好的解毒祛火作用，儿时家里老人总叨唠，让小孩子多吃白菜，是因为里面的纤维素和众多维生素，还有一种化合物，它能帮助分解同乳腺癌相联系的雌激素，所以，白菜可以降低女性乳腺癌发病率。白菜润肺止咳，还可以治感冒，用白菜根煮水，就解决问题。白菜，真是很牛的！

@秦畅：怎么个吃法最好？

回复@秦畅：最好是做泡菜，产生乳酸菌。但上火者不易。所以，白菜炒蘑菇片加香菜叶是不错的选择。

@开心的海乐乐：上火者不宜吃乳酸菌，对不对？

回复@开心的海乐乐：泡菜的辣味对上火者不宜。

不宜空腹食用的食物

（1）牛奶：蛋白质将直接转化为热量消耗掉，起不到营养滋补作用。

（2）番茄：有较多的果胶、单宁酸，易与胃酸发生化学反应，造成胃结石。

（3）香蕉：含有较多的镁元素，将对心血管产生抑制作用。

（4）山楂：会使胃酸骤然上升，对胃黏膜造成不良刺激。

（5）白薯：会刺激胃壁分泌更多胃酸。

肾炎患者食疗方

（1）白菜薏仁小米粥：先将薏仁煮成稀粥，再加入小米、洗净切好的小白菜和少许枸杞，煮二三沸，待白菜熟即成。食用时不加盐或少加盐，分顿食用。

（2）冬瓜赤豆黑米粥：将冬瓜、赤豆、浸泡的黑米加水适量煮粥，不加盐或少加盐，分顿食用。适用于急性肾炎水肿、尿少者。慢性肾炎属脾肾虚寒症型者不宜食用。

补气血：当归人参鸽子汤

有一朋友求助：如何用食疗改善气血虚。我建议：当归人参鸽子汤有助补充人体的气血不足。做法：人参须（白参）6克、当归3克，加入6杯清水，大火煮开后转小火熬煮30分钟，取药汁备用。洗净的鸽子一只放入锅中，然后倒入药汁，加红枣9只、枸杞少许、姜片3片、盐，再倒入适量的清水，蒸熟后即可食用。1月服两次。

六米合一的主食最健康

@修心养生辞典：①粳米最滋补，健脾胃，养阴生津；②糙米最助消化，降低胆固醇，减少心脏病发作和中风；③黑米最补肾，滋阴补肾，补肝明目，抗衰美容；④糯米最排毒，富含蛋白质、脂肪、糖类、维生素 B_2 等；⑤薏仁最养颜，利水渗湿，健脾止泻，清热解毒；⑥小米最养胃，益肾气，清虚热，利小便。

编后语

这是米的学问，各有不同功效，我们可以轮换着吃，也可以六米合一混着吃。混吃的比例可以依据自身的需要各有侧重。饭是"钢"，米是"炼钢"的材料，材料用对了，养生就有了物质基础。

动手 动脚

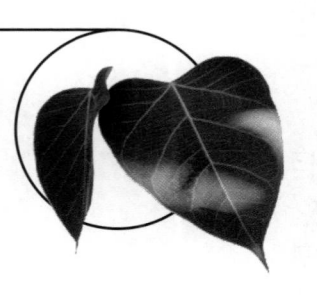

　　动手动脚，按按穴位，揉揉痛点，舒经活络。经络通畅了，气血就容易充盈。气血充盈了，自然是百病消。

　　这种不吃药、不打针的自然康复法，学学试试，坚持就会健康。

健脾胃，动动脚

视力恢复的奇穴

@修心养生辞典：在我们的拇指上有3个相邻接的穴位，分别是明眼、凤眼、大空骨（如下图）。明眼、凤眼穴能够改善眼睛疲劳和急性结膜炎，大空骨穴则可改善一切有关眼睛的症状。平时眼睛容易疲劳的人，每天应刺激这3个穴位两次。此方法还可以抑制老年性白内障。

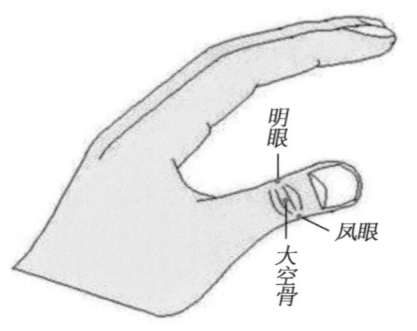

明眼
凤眼
大空骨

强健肠胃——运动脚趾

@养生那点事：胃经始于脚的第二趾和第三趾之间。胃肠功能较弱的人，若每天练习用脚二趾、三趾夹东西，或用手指按摩足趾36次并持之以恒，胃肠功能会逐渐好转。

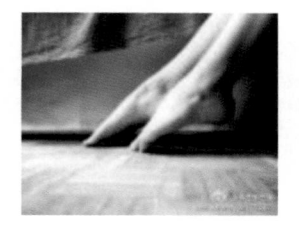

编后语

我曾经在一本养生书上看到：经常用第二趾和第三趾夹黄豆，也能强健脾胃。我试过，很难夹的。也许当你夹得容易了，就说明你的肠胃也调好了。看来坚持就会有效果的。

舌头操：强体质

@24小时健康加油站： 舌头操的具体做法如下。

（1）每天早晨洗脸后对着镜子，舌头伸出与缩进，各做10次，然后舌头在嘴巴外面向左、右各摆动5次。

（2）坐在椅子上，双手十指张开，放在膝盖上，上半身稍微前倾。首先，由鼻孔吸气，接着嘴巴大大地张开，舌头伸出并呼气，同时睁大双眼，平视前方，反复操练3~5次。

（3）对着镜子，张开嘴巴，舌头缓慢地伸出，停留2~3秒钟，反复操练5次。然后头部上仰，下巴伸展，嘴巴大大地张开，伸出舌头，停留2~3秒钟，反复操练5次。

（4）张开嘴巴，舌头伸出并缩进，同时用右手食指、中指与无名指的指尖在左下边至咽喉处，上下搓擦30次。接着在舌头伸出与缩进时，用左手三指的指尖，在右下边至咽喉处，上下搓擦30次。

编后语

我们传统医学上叫"赤龙搅水"，非常养生的！推荐！

冬天手脚冰凉，怎么办

@美容私享： ①做好腿部和脚部保暖；②晚上睡觉前泡泡脚；③多吃温性食物，例如牛羊肉、鸡肉、大蒜、辣椒、生姜、桂圆等；④按摩脚底涌泉穴，早晚各100次；⑤久坐间隙做做手部和腰部运动；⑥不要穿太紧的衣服；⑦交替按摩位于大腿根内侧的气冲穴和动脉。

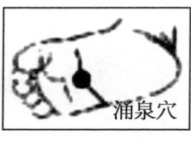
涌泉穴

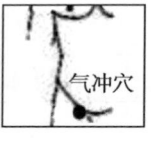
气冲穴

养颜秘笈：每天5次洗脸

上周日我们姐弟三人陪88岁的老爸去游玩上海最大的公园——顾村公园，老爸红光满面，赢得旁边游客赞赏。老爸说他自创了一套每天5次洗脸养生术。每天除三顿饭后外，还要在起床后和睡觉前再加两次洗脸。每次5分钟，从前额到后颈、双耳、脖子。一年四季用冷水。从不涂任何面霜，每天3次用吃完的水果皮擦脸。

人体要塞——内关穴

@全民健康互动：俗话说"一夫当关，万夫莫开"，在我们手臂上的内关穴就相当于这样一个要塞，它是保护人体的"关口"。每天按揉内关穴5~10分钟，2~3次，就能"巩固"这个关口，将疾病阻挡在外。内关穴位于前臂内侧，腕横纹正中向上三指宽处。

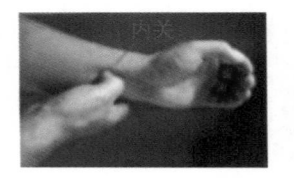

编后语

腋窝部中央有一个穴位叫"极泉"，经常按摩可以宽胸宁心。所以，胸闷气短时，用手指按摩按摩，能改善症状。我试过，有效的！腋窝部蕴躲着丰富的血管、神经、淋巴结，如他人用手触摸，被触者会大笑，被专家称为"腋窝运动"。夫妻间行此运动，则更加简便可行。一方可趁另一方不留意时，轻触腋窝，使其失笑，或经常轻抚、轻挠腋窝部，保持笑口常开。

常揉然谷穴，燃谷消腹胀

@当归中医学堂：然谷穴是肾经穴位，顾名思义，燃烧谷物，可以治腹胀，快速产生饥饿感。在脚内侧，用手先摸一下脚的内踝骨，往前下方2厘米的地方有个高骨头，然谷穴就在高骨的下缘。有一朋友电话咨询，吃枣多了腹胀。令其按压然谷穴，按揉五六分钟后见效，30分钟后腹胀消失。

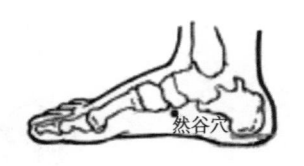

然谷穴

要长寿，每天坚持8个动作

①梳头：头为精明之府，日梳三遍百病除。②搓脚心：脚称第二心脏，常搓涌泉保健康。③咽唾液：日咽唾液三百口，一生活到九十九。④叩齿：朝暮叩齿三百六，七老八十牙不落。⑤揉耳朵：人之肾气通于耳，扯拉搓揉健全身。⑥揉腹：每天揉腹一百遍，通和气血。⑦踮脚：防止下肢血液回流不畅。⑧握拳：增强体内脏器功能，使人的体力倍增。

强脊柱，动动腰

保护好腰椎，健康才有保证

@好大夫：背部伸展（1）：向前抬高手臂，不要曲颈，保持背部平坦维持3秒钟，重复10次。

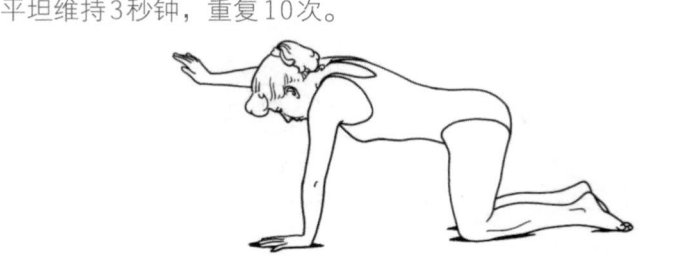

背部伸展（2）：一侧腿向后抬高，背或颈部不要弯曲，维持3秒钟，重复10次。

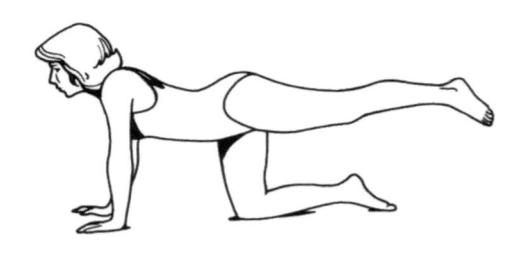

背部伸展（3）：收紧上腹部肌肉，同时抬高一侧腿和对侧手臂，维持3秒钟，重复10次。

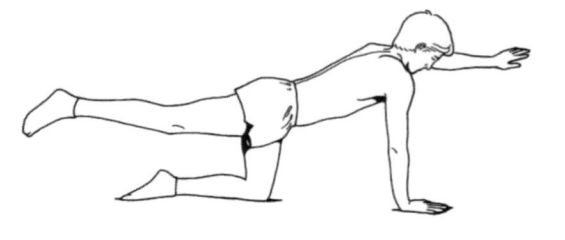

卷曲腹部：手臂支撑颈部，足平放于地面，背部展平，头和肩从地面抬起。维持3秒钟，重复10次。

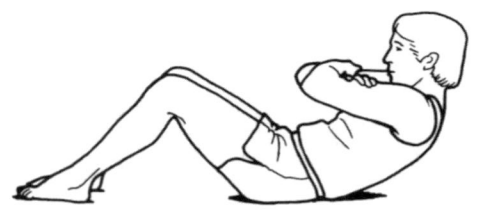

卷曲腹部并倾斜：手臂支撑颈部，足平放于地面，背部展平，头和肩抬高离开地面的同时身体转向一侧。维持3秒钟，重复10次。

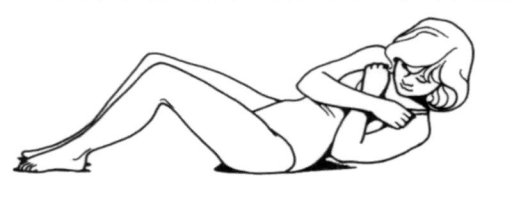

老少皆宜的手部按摩操

@健康顾问微博： 手指脚趾多揉揉，失眠头痛不用愁。常揉拇指健大脑，常揉食指胃肠好。常揉中指能强心，常揉环指肝平安。常揉小指壮双肾，十指对力强心脏。双手对插头脑清。旋转关节通经脉，反掌伸展松筋骨，揉揉十指祛头痛。按摩四关行气血，摇肩转膊松颈椎，甲角切切精神爽。

五指按摩法

@实用小百科： ①拇指：心脏疾病、过敏性皮炎、脱发、喉咙痛；②食指：便秘、食欲减退、胃痛、慢性胃炎；③中指：肝脏疾患、疲劳、食欲旺盛、耳鸣、头晕；④无名指：感冒、咽喉疼痛、头痛、尿频、汗多、宫寒；⑤小指：肩痛、腰痛、月经不调、视疲劳、肥胖、失眠。

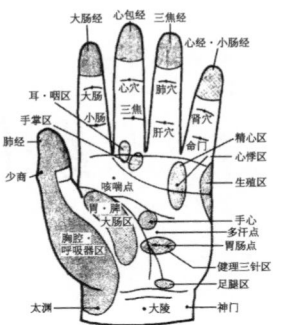

头昏脑热时按按印堂穴

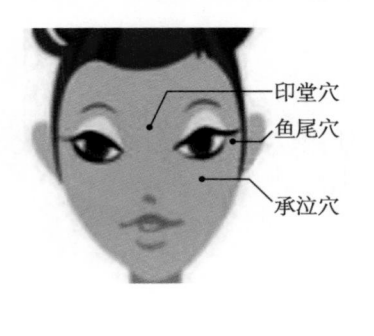

印堂穴位于人体两眉头连线的中点，经常按摩此穴可疏经通络、调和气血、升清降浊，起到清脑健神、舒心宁志、明目祛皱的作用。方法：用中指或拇指和食指拿捏此穴轻轻上提和按揉几分钟。中医医生说，每天对印堂穴位按摩3分钟，对鼻部疾病、高血压、失眠等都有一定的帮助。

初秋要捂3个部位：肚脐、后背和双脚

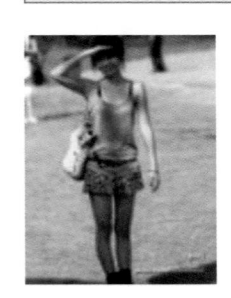

今天是白露时节，下午1:30我在东广792频道《名医坐堂》节目与听众聊聊"白露身不露"的养生。初秋要捂3个部位：肚脐、后背和双脚。不要让凉风进入体内而导致"秋后算账"，无法顺利进入"冬藏"季节。所以，请白领们不要再穿露脐装和露背装，不能再光脚穿凉鞋。一阵秋雨一阵凉。让我们暖着过凉秋吧！

练体质，多手段

肾虚多按肾腧穴

久坐不动会导致阳气不足，进而出现乏力疲倦等不适。建议多按摩后腰的肾腧穴，有强肾之效，能缓解不适症状。肾腧穴位于腰部，位于肚脐同一水平线的脊椎左右两侧2指宽处。具体做法：双掌摩擦，至热后将掌心贴于肾腧穴，如此反复3~5分钟，或者直接用手指按揉肾腧穴，直至出现酸胀感，且腰部微微发热。

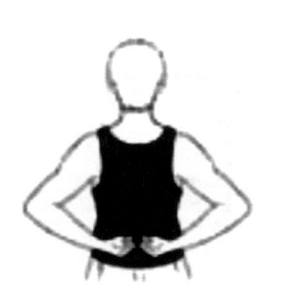

我的脾胃操

我连续两周在电台谈及调理脾胃，听众对我的脾胃操感兴趣，我把图贴上，更直观了吧！具体做法：单举手，即手掌向上举起上托，目随手上视，半侧身体用力，左右交替换手上托。每天如此做五六次，可以增强脾胃功能。古书云：托天理三焦。

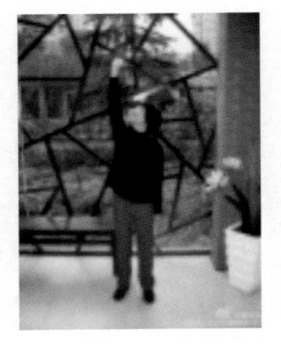

@清淡百合的小窝：经常做这个"托天理三焦"动作，除了增强脾胃功能外，还可以消除腹部的赘肉，坚持做很有效的，我常做。

回复@清淡百合的小窝：中医讲究圆运动，而脾胃是人体圆运动的"核按钮"，只有它启动了，这五脏六腑的圆运动才可能似太极图一样，阴阳和谐，协调运转。

冥想 静坐 坐禅

@开心老孙：为"气功"说句好话：世界范围内约有近千万人在练习超级冥想（meditation），其作法和气功相似，主要是通过意念使大脑和机体放松。此时的脑电波会从 β 波变成 α 波，此种波形可使脑电阻力下降，加强大脑内信息的传导，可提高记忆力；又可以通过改善中枢及机体功能，达到防治疾病的目的。

@luyizr：静坐的功夫，是要把全身重心安定在小腹。经过锻炼，小腹肌肉富有弹性，腹腔中产生内压，就能逼出局部淤血，返归心脏，并且充实到内脏，渐渐感觉内气温热，偶有不适，可以预先发现。同时血液循环十分流畅，无阻无隔，可提高自身抗病祛病能力。

@luyizr：坐禅，自古已有之。宋朝理学家，多用坐禅功夫；明朝袁了凡有《静坐要诀》流行于世。静坐就是坐禅。静坐是俗家叫法，坐禅是出家人术语。人有四威仪，行、住、坐、卧，唯有坐最安定。所以不论道家、佛家，都采用趺坐的方法。坐禅能影响人体生理功能，外而五官四肢，内则五脏六腑。古人云：天君泰然，百体从令。

昨天，一位少壮的"老"中医对我说，道家养生讲究3个字：塑、锁、梳。"塑"就是静，站桩和静坐，都是静止生动。"锁"就是少讲话，不耗气，聚集精气神。"梳"就是练呼吸，息息归元，保持气机通畅。他建议我：关掉微博，少接电话，清心寡欲，不要劳心劳神。道法自然啊！我思考着他的谆谆教导……

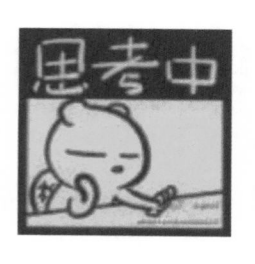

编后语

我的静坐体会：3个90°的端坐姿势（脚背与小腿、小腿与大腿、大腿与上身），眼睛微闭，双手心放在膝盖处，平稳呼吸，随思维自由飞翔，起码坐30分钟。身体慢慢会有感觉，此种感觉可遇不可求。如果全身发热，即是好现象——经络疏通了。所以，不必太苛求形式，只要记住4个字：放松入静。

你是这样做的吗 ▼

午饭后要坐，晚饭后要走。中医讲究，午饭后到下午1点间，静坐一刻钟，对养生很有好处。晚饭后先短暂休息一下再散步：晚饭后休息10~15分钟再开始散步有保健作用，走动的时间为10~30分钟，平时缺乏运动、体重超标、消化不良、食欲减退的人适合多走一些。

屋内 屋外

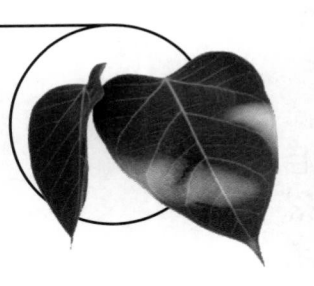

  屋内，是我们生活的小环境；屋外，是我们生活的大环境。

  我们置身于小环境与大环境之中。环境荷尔蒙直接影响着我们的机体。所以，我们要创造一切条件，努力改善自己的生存环境。

  关爱生命，从空气着手！

房间里的知识

冲马桶要先盖上盖子

实验发现，冲马桶不盖盖子，每次会溅出50多个水珠，会使超级细菌芽孢杆菌飞溅25厘米，在空气中漂浮时间长达90分钟，从而造成健康隐患。而盖好盖子再冲马桶时，附近物件表面未发现该细菌。所以各位，冲马桶的时候别忘记先盖上盖子哦！

卧室内绝对不能放的花

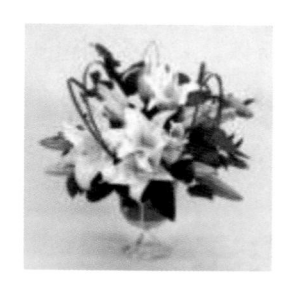

①兰花、百合花：易导致失眠。②月季花：易导致胸闷呼吸困难。③松柏类花木：影响食欲，对孕妇尤其不好。④洋绣球花：易使皮肤过敏。⑤夜来香：易使高血压和心脏病患者病情加重。⑥郁金香、含羞草：毒碱至毛发脱落。⑦夹竹桃：中毒。⑧红背桂、变叶木、虎刺梅：致癌花木。

五款最强吸毒植物，选一盆搬回家

①龟背竹：天然的清道夫，可以清除空气中的有害物质。②金心吊兰：可清除空气中的有害物质，净化空气。③金琥：昼夜吸收二氧化碳，释放氧气，且易成活。④散尾葵：它绿色的棕榈叶对二甲苯和甲醛具有十分有效的净化作用。⑤滴水观音：有清

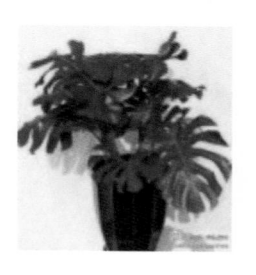

除空气灰尘的功效。

枕头的养生学问 ▼

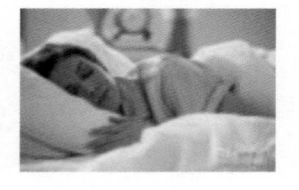

①一枕头可能有真菌100万，每1~2年就应更换。②枕头色泽鲜艳易烦躁失眠。③枕头太硬易打鼾，稍柔软些又不失一定硬度的才能既减少枕头与头皮之间的压强，又保持不均匀的压力。④枕头前高后低的外形最佳。⑤枕头太低容易出现供血不足，但高枕无忧也是误区，枕头的高度以仰卧时枕高15~20厘米为宜。

我制作了两个保健枕头：菊花枕头和绿豆枕头。用下来的体会，菊花枕头好！硬度适中，还有阵阵菊香。用1.5千克菊花做的，高度也正好。2千克绿豆做的枕头，太重了，宽度和高度都不够。

冬季如何防静电 ▼

空气干燥，常常产生静电。医学专家认为，静电令人身体不适，还会引起头痛、失眠和烦躁不安等症状，甚至导致皮疹和心律失常，对神经衰弱者和精神病患者危害就更大。皮肤静电干扰可改变人体体表的正常电位差，影响心肌正常的电生理过程。防静电的方法如下。

（1）室内要保持一定的湿度。除了经常通风换气外，要勤拖地、勤洒些水。使用加湿器是效果最好的办法。使用取暖设备时，旁边最好晾几条保持湿润的旧毛巾，从而保持室内空气始终含有一定的水分。

（2）尽量避免穿化纤的衣服，建议秋冬季穿纯棉的衣服。勤洗澡、勤换衣服也能有效地消除人体表面积聚的电荷和带电尘埃。

（3）在摸门把手或水龙头等导电物品之前用手摸一下墙壁，将体内静电"放"出去。赤足有利于体表聚集的静电释放，在家休息时，可以在防滑的前提下赤足。

（4）电视机工作时，荧屏周围会产生静电微粒，这些微粒又大量吸附空中的浮尘，而带电浮尘对人体及皮肤有不良影响。因此，电视机最好不要摆放在卧室。看电视时要打开窗户，并同电视机保持2~3米距离，看完电视后要洗脸、洗手。

怎么避免重金属入侵身体 ▼

重金属在人体内很难排除，那么重金属藏在哪里？①海鲜的内脏和头部，烹饪前尽量用水多泡，吃时蘸醋，能促进有害金属的分解。②皮蛋，吃时加醋。③彩色（包括不锈钢）餐具。④增白型化妆品与染发剂。⑤汽车尾气。⑥铜制和铅制的金属水龙头和水管。为了健康，以上6个地方请朋友们尽量避免、远离。

近来媒体报道，知名品牌苏泊尔的锅具被检测重金属超标。我刚买了苏泊尔不锈钢锅，而且家里用的都是不锈钢餐具，咋办？我深知，现代医学对人体内的细菌、病毒尚有解决办法，唯独对人体内重金属积聚尚无良策。而体内长期重金属超标，对健康危害极大，会导致患重疾！百岁老人不大用不锈钢的餐具，他们用的是原生态的，比如陶瓷、铁锅。我很想念搪瓷餐具，现在很难买到。

早起不能立即开窗 ▼

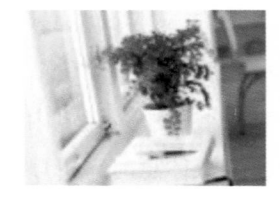

早上一起床就开窗呼吸"新鲜空气"是不对的。清晨的温度偏低、气压高，空气中的微小沙尘、不良气体等都被大气压力压到接近地面的地方，很难向高空散发，那就统统被你吸到了体内……

所以，开窗换气的最佳时间是上午9~10点和下午3~4点。

注意药品污染

@全民健康互动：根据美国国家药典规定，药品一旦开罐，罐内所附的棉花和干燥剂就必须立刻丢弃，否则它们会因吸附水气，成为药罐内的污染源！在我国，医生开药时虽不会如此叮嘱，但开罐后的药品一定要丢弃瓶内所附的棉花和干燥剂，以防造成药品循环污染。

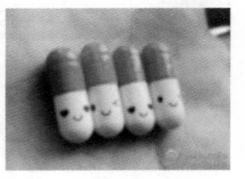

房间外的学问

空气负离子的养生与治疗

2011年11月26日，我从上海电信崇明怡沁园度假村董事长施恩先生手中接过聘书，身份为"怡沁园度假村高级顾问及养生专家"。这个称呼我实在愧对，因为我只是"养生学学者"，不是"专家"。从此，我将在森林中的怡沁园度假村住下了。

我的房间曾是许多国家领导人居住过的房间。一间大套房，卧室和客厅都是落地大玻璃窗，标准的阳光房，透出的是满目绿色。我将古琴、电脑、3个书橱、一大橱漂亮衣服都搬来了，怡沁园是我的

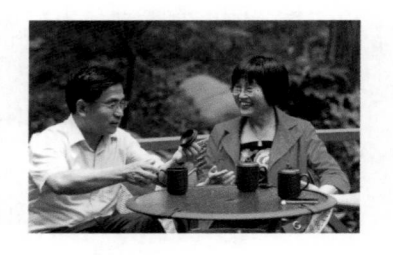

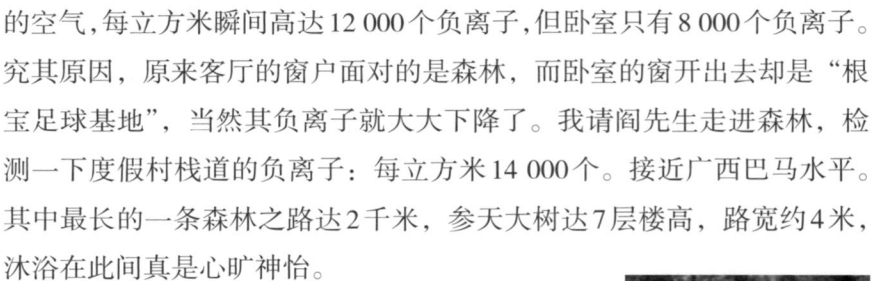

"家",而上海则是我的"旅店"。我感恩怡沁园,给了我与大自然亲密接触的机会,人天合一,自然养生。

离子医学专家阎世洪先生携他的团队来崇明怡沁园看我,并用仪器检测我客厅的空气,每立方米瞬间高达12 000个负离子,但卧室只有8 000个负离子。究其原因,原来客厅的窗户面对的是森林,而卧室的窗开出去却是"根宝足球基地",当然其负离子就大大下降了。我请阎先生走进森林,检测一下度假村栈道的负离子:每立方米14 000个。接近广西巴马水平。其中最长的一条森林之路达2千米,参天大树达7层楼高,路宽约4米,沐浴在此间真是心旷神怡。

我每天上、下午在森林各散步近1个小时,三顿饭食欲大开。回来后家人说我脸色好,似乎还胖了。看来,养生的空气环境确实至关重要。

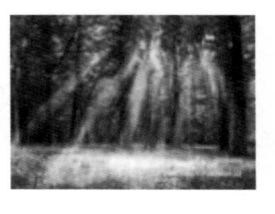

一天上午,我在崇明怡沁园突然感到心脏、胃部不适,头晕脚软。此时,我不是想到吃药,而是想到空气负离子。我慢慢走进森林的栈道上,40分钟后身体所有不适全部消失,能大步行走,中午饭胃口大开。究其原因,除了森林中高浓度的负离子外,还得益于这栈道两边密密麻麻的蕨科植物。这种植物的生长对空气要求极高,有它存在就说明这地方的空气有治疗作用。

怡沁园的常务副总朱钦女士告诉我,这片树林方圆十几里,几十年没有一个人患癌症。这就与广西的巴马一样了。我曾在书中讲过,我们要寻找负离子,因为它对人体有治疗作用。这次让我真正体会到了它的威力。这样的治疗绿色、安全、低碳、经济。这就叫自然疗法!怡沁园有不少员工告诉我,没来怡沁园之前体质很差,经常感冒。自从到怡沁园工作后,不知不觉中身体好起来了。看来森林的负离子确实很养人。

2012年1月15日，崇明怡沁园度假村下雪啦，零下4℃，冷！还出不出去散步？去！在负离子充足的林间小道走了40分钟，身体微微出汗，爽！期间，我想到了大冷天还坚持冬泳的人，"坚持"的理论是一样的。返回的路上，出太阳了，但还飘着雪花，景色诱人！度假村湖里"嘎嘎"的鸭子游着游着飞了起来，它们是不是想加大点运动力度御寒呢？不过，一对鸳鸯还是斯文的可爱。

我邀美国自然疗法杨洁医生到怡沁园体验崇明的自然养生，她惊呼这是在美国也少见的养生基地，负离子充足、宁静，住宿也不错。特别是她对我的易医胡小兵的针刺疗法更感兴趣并亲身体验了两天。中国的民间医学让这位华裔美国医生叹为观止，易经伟大！21世纪的医学是自然医学的舞台，医学的最高境界是养生，天地人合一。

负离子被誉为"空气维生素"

@赛路美品牌官方微博：负离子被誉为"空气维生素"，等同于大自然的负离子，可以对人体起到还原作用，故也被称为还原离子。目前，我国气象监测部门也将空气负离子纳入气象监测系统，广东、云南、重庆、浙江、江苏、黑龙江、新疆等多个省市都建立了大气负离子自动监测系统。

编后语

负离子被誉为"空气维生素"，以我在崇明生活的体会，真是不为过。我的一位好朋友在森林中散步，会不时地咳嗽，将肺内的废物咳出。我刚到怡沁园度假村时，肝火很旺，一天散步后，"火"自然降下了，人非常爽！这是一种真正的自然疗法。太棒了。

人类68%的疾病与空气有关

我们的身体是开放式的结构，空气可以任意进出我们的身体，因此，空气中的"物质"对我们的健康影响是异常"贴身"的。

在世界卫生组织公布的《世界卫生报告》中，明确指出空气污染会导致人类68%的疾病发生，如呼吸道疾病等。严重的空气污染，人可以感觉到的污染并不可怕，因为它会引起你的重视并采取措施。而长期的、微量的、连续作用的这种你几乎感觉不到的空气污染，才是最为可怕的。这种污染对于身体的伤害更为巨大，它非常细小，透过肺直接进入血液，最终杀死细胞，阻碍体内组织和器官的健康运转，对你体内的器官直接形成伤害。

空气是唯一一个可以不用敲门就进入你身体的因素。城市中的人们，可以用一些质量可信的空气维生素发生器放在卧室和电脑前净化空气，想尽一切办法、穷尽一切手段来改善我们居住的小环境。关爱生命，从空气着手。

大雾天，我们怎么办

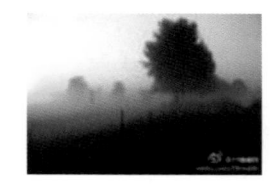

秋冬交替，大雾天气频现。大雾时大气停滞少动，湿度过大，人们易感觉呼吸不畅、心情抑郁不安，呼吸道疾病与关节、腰腿痛等发病率显著增加。专家建议，雾天多吃豆腐，多喝罗汉果茶能排"雾毒"。不能改变环境，只能改变自己。

公交车进站时宜捂住口鼻

研究表明，即使在空气污染指数低于100的天气里，下班晚高峰时段每当公交车进站停车，每平方厘米空气中微尘的数量会由原来1万多粒升至50万粒。这些微尘很多直径小于2.5微米，它能透过人的肺泡、毛细血管壁进入血液引起病变甚至致癌。

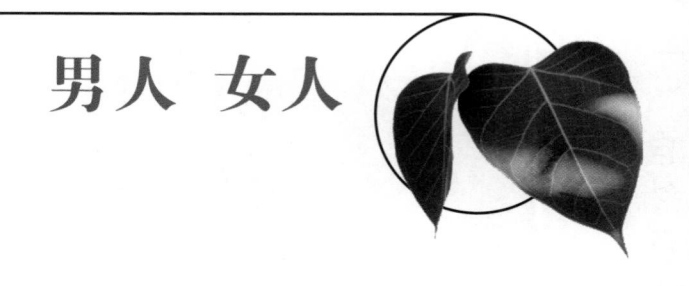

男人 女人

　　男人是洋葱：女人流着泪，一层一层地剥，剥到最后才知道洋葱是没有心的。

　　女人是梨：男人不知道梨心是酸的，因为还没吃到最后就把它给扔了。

　　普天下的男人聚集在一起，也不能真正诠释"女人"；普天下的女人聚集在一起,能真正诠释"男人"吗?

说 男 人

女人眼中的男人

@生活领悟：我爱的男人，必须是刚烈型，没有前女友来纠缠，不跟女同事搞暧昧，不屑与小女孩玩哥哥妹妹的奸情。他要对全世界其他女人狼心狗肺，只对我一人掏心掏肺。他必须符合现代老公的最高标准：带得出去，带得回来。尤其是后4个字，它意味着一个男人能给女人多大的安全感。

编后语

现代老公的最高标准是"带得出去、带得回来"？那现代老婆的最高标准又是什么呢？

男人看我的书

一个有趣的现象：上海男人拿到我的书（指《我们该把自己交给谁》），看一眼封面上的话便说："带回去给我太太看吧"。可境外的男人拿到我的书会看上不止一遍，更有激动者竟会来上海找我。像昨天专程来崇明的台湾陈先生和香港的林先生。记得我在素菜馆与林先生见面时他还说，我看了您的学生吕霜在书后的那篇文字，流泪了……

前来崇明怡沁园看望我的台湾同胞陈先生，临走时念念不忘那高达每立方米近1万负离子的树林，要不是晚上赶7点的飞机他们就住下了。"台湾同胞"是看了我的书后几经周折找到我的，专程前来拜访让我感动不已。他说，我的书在台北，女人广为传阅并激起波澜。他准备找台湾书商出版此书，我当然应允。男人也看看吧！

陈道明男人说 ▼

@三分钟搞笑精选：陈道明说,好男人的基本标准:不一定要浪漫,但一定要负责任；不一定要挣大钱,但一定要养家；不一定要事事听父母,但一定要有孝心；不一定要三从四德,但一定要宠老婆；不一定要飞黄腾达,但一定要有时间陪家人；不一定要管孩子,但一定要爱孩子；不一定要大男子主义,但发生大事一定要拿得了主意。

女孩子希望男朋友为她做的事 ▼

@美容私享：①搂她的腰；②和她真诚地谈话；③和她分享秘密；④和她拥抱；⑤带她去你去过的地方；⑥让她坐在你的膝上；⑦在意料不到的时候亲她；⑧从后面抱住她的腰；⑨和她说话的时候,握住她的手；⑩不要对她说谎；⑪不要脚踏两只船；⑫当她哭泣的时候,安慰她,为她拭去泪水……

编后语

看看这12条,回忆回忆当初自己曾经处在"女孩子"的时候,好像觉得是那么回事儿。50后与90后"似曾相识"！

男人失恋次数越多，心理越健康 ▼

@全民健康互动：失恋有利心理健康,你相信吗？最近英国伦敦大学的研究课题证明了这个论述。研究发现,女性从感情伤害中恢复的时间比男性长得多,且女性的心理健康会随分手次数的增多而不断恶化。而男性却相反,有过两次或以上分手经历的男子,心理状态极佳,甚至比其他男士还要健康。

编后语

    难怪失恋、离婚这一类的负面生活事件，女人会伤得这么深，以至于情志致病。这就是男人与女人的区别。男人是动物性的，这山头到那山头，只要起身一跳，就完成；而女人是植物性的，是扎根派，于是往往就难以自拔。我以生命的代价，真心向姐妹们告白：无论发生什么变故，女人一定要呵护好自己的情绪，恩宠好自己的细胞。抓紧时间干正确的事，人生苦短，甜更短。

男人和女人的3种关系

    @女人的那些事：第一种，平行关系：无论走多近，离多远，双方总是默默对看的过客；第二种，相交关系：越接近的时候，越兴奋，其实，相交过后却越走越远；第三种，心电图关系：有时离你很远，有时离你很近，但是你不用担心，他的心和根永远在你身边，不曾走远。

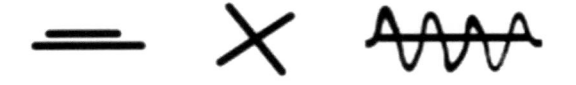

编后语

    这3种关系其实有普遍意义，同样也适合女人与女人之间的关系状态。我们能否这样操作：静静地对待"平行关系"，淡然地处置"相交关系"，珍惜地维系"心电图关系"。这样，我们就能以平和的心态置身在茫茫人海的关系网中，看着一道道人间的风景。当然，说说容易，做做不易。

男人是洋葱，女人是梨

    @关注旅行：女人好比梨，外甜内酸。吃梨的人不知道梨的心是酸的，因为吃到最后就把心扔了，所以男人从来不懂女人的心。男人就好比洋葱，想要看到男人的心，就需要一层一层去剥！但在剥的过程中你会不断流泪，剥到最后你才知道洋葱是没心的！

编后语

普天下的男人聚集在一起，也不能真正诠释"女人"；普天下的女人聚集在一起，能真正诠释"男人"吗？

这是男人说的

@女性思享：世界上有两件事最难：一是把自己的思想装进别人的脑袋里；二是把别人的钱装进自己的口袋里。前者成功了叫老师，后者成功了叫老板，两者都成功了叫老婆。跟老师斗是不想学了，跟老板斗是不想混了，跟老婆斗是不想活了！

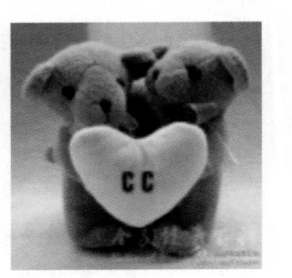

男靠吃，女靠睡

@修心养生辞典：男女有别体现在很多方面。中国民间有句古话叫：男靠吃女靠睡，强调的就是男女养生各有侧重点。中医解释，男属阳，女属阴，动则生阳，静则生阴。因此，男性要靠吃来维持动的能量，以攒阳气；而女性为了养阴就要靠睡觉来维持静的状态。

聊 女 人

（1）不要以为同龄男女会恩爱白头到老，女人切不可找小男人。女子14来经，49经绝。男子16精生，64精绝。如同龄人结合，则中年后男子背叛爱情的概率大。非他故，实有自然生理原因。

（2）永远不要当第三者。当男人能背叛妻子和你在一起时，他一定也会因为别的女人而背叛你，而你的处境会比他的妻子更惨。

（3）永远不要听信任何已婚男人述说自己的婚姻悲剧。婚姻家庭在没有孩子时是爱情，有了孩子，就是责任。不负责任的人，不配谈爱情。

（4）和穷小子谈爱情要有足够的心理准备，一般有志气的穷小子不会先要爱情，而先选择奋斗。当一个好女人爱上一个穷小子并帮助他事业有成，此时，她一定会得到他的回报吗？回答：悬！

（5）女孩子不要相信这个世界上有绝对老实本分的男人，只有暂时没有机会做坏事的男人，这样才不会伤着自己。

（6）女孩子要警惕喜欢发誓的男人，只言不行，轻于言誓而必带来失望。

（7）女孩子更要注意死死地贴身纠缠自己的男人，记住天天跟着你不是爱你，而是他具有强烈的自私心理。我要的一定要得到，我得到了也可以坚决不要。

周国平说女人

@周国平：我所欣赏的女人，有弹性，有灵性。弹性是性格的张力。有弹性的女人，性格柔韧，伸缩自如。她善于妥协，也善于在妥协中巧妙地坚持。她不固执己见，但在不固执中自有一种主见。弹性的反面是僵硬或软弱。和僵硬的女人相处，累。和软弱的女人相处，也累。

女人说自己

@凤凰卫视吴小莉：我从不会挑战自己的极限，每当工作量快要到达一定极限的时候，我都会停下来。工作和生活不可能完全兼顾，因为人所拥有的时间不是无限的，平衡不可能做到。虽然在时间上不可能做到均衡，但可以在质量上人为的调节。

@杨曼玉春梅绽雪：一流极品女人的特征：①有大女人素质，有小女人情怀；②大事清楚，小事糊涂；③自强自立；④能温柔似水，也能坚强如钢；⑤喜欢孩子；⑥上得厅堂，入得厨房；⑦爱美，会美；⑧拥有浪漫情怀。

好女人要这样的

@生活领悟：好女人是淡的，从不缠着你和她谈情说爱；同时又是浓的，只要用一个细节，就能让你感动得流泪。好女人是甜的，有她在，每天的生活都像拌了蜜；同时也是苦的，只有她能让你认识到自己最深刻的缺陷。好女人是无的，平常的日子里感知不到她的存在；但同时更是有的，只要她一天不在，生活就有塌方的可能。

编后语

好女人要这样的！所以，女人是需要修炼的。一个好女人，是一座看不见的学校，家中的每一个成员都会深深依恋这若有若无、润物细无声的教化氛围,但她始终不让自己以"教师"的身份出现于他们的眼中。好女人是一位智者! 智慧的女人是可爱的女人!

下辈子还做女人,因为知道应该这样做女人。

女人早餐常吃这6种食物最健康

@全民健康互动:①豆类: 补充铁质, 改善疲惫、无力的状况;②菠菜: 含有女性比较容易缺乏的矿物质"镁";③草莓: 含有丰富的维生素C, 使细胞获得滋养;④香蕉: 含有极易为人体吸收的碳水化合物,还富含钾;⑤脱脂酸奶: 缓解腹痛、疲乏、心情烦躁;⑥麦片。吃早餐很重要哦!

女人应该把握的黄金生理期

@美妆汇:①经期:1~3天是丰胸最佳时段,多吃胡萝卜、马铃薯、大豆类和坚果类食品;②排毒: 经期适量饮水,帮身体有效排毒;③发现健康小问题: 如月经量过多或过少、月经颜色太淡太深,"生理镜子"给你健康预警, 提前预防;④燃脂: 经期最后两天,燃脂最有效,所以吃点减脂食物可瘦身;⑤提高记忆力: 经期末尾,记单词的好时机。

编后语

活到106岁的宋美龄, 每天都吃点菠菜。实践证明, 女人多吃菠菜益处大大。我建议:菠菜先在水中焯一下, 而后淋上麻油或橄榄油, 根据自己喜好放点盐或腐乳汁或酱油均可,作为早餐下饭菜是不二的选择。女人要善待自己, 对自己好点啰! 姐妹们, 不妨试试吧!

谈 婚 姻

想再爱一次，却不可能了

@精彩语录：杯子寂寞，被倒进开水，滚烫的感觉，这就是恋爱的感觉。水变温了，杯子很舒服，这是生活的感觉。水变凉了，杯子害怕，也许这就是失去的感觉。水彻底的凉了，杯子难受，把水倒出。杯子舒服了，但不小心掉在地上，摔成一片一片的，发现每一片上都有水的痕迹，知道心里还爱着水，想再爱一次，却不可能了。

编后语

既然杯子离不开水温，主人就应该好好让水保持适宜的温度。遗憾的是，这种认识往往是等到杯子碎了，主人才发现！

婚姻的烦恼

@微博经典语录：婚姻给女人的烦恼：嫁了帅的没安全感，嫁了丑的担心遗传下一代，嫁了穷的怕生活不好，嫁了富的怕自己成冷宫中的妃子，嫁个体贴入微的怕他在外面是个花心男，嫁个大男子主义的怕他在家庭里暴力，嫁了没本事的生活没有乐趣，嫁了有本事怕自己管不住……女人嫁谁都纠结，烦恼跟随一生。

编后语

嫁人可以，但不能没了自我。女人应该是：小女人的情怀，大女人的格局，嫁谁都不会纠结。

@微博经典语录：假如有一天，你丢失了爱情，请打开你的双手，左手是过去，右手是未来，合在一起中间的就是你自己的现在。你在一开一合中存在，所以又有什么悲哀，过去的总是一面，未来的才是另一面。请不要让右手孤单，生命没有太多的时间浪费在开合之间。过去了就把它合上，开始新的诗篇。

编后语

"过去了就把它合上，开始新的诗篇！"这不仅是对待"爱情"，同样也适合"处世"。当然这原则，平时说说一点不难，难的是当你处在当时，往往就不那么容易即刻"合上"，人非草木嘛！为此，需要我们铭记的是：请记住"合上"，请快"踩刹车"，生命需要开始新的一面！不要为了"过去"付出你健康的代价！

家不是一个讲理的地方

@生活领悟：有时候，我们愿意原谅一个人，并不是我们真的愿意原谅他，而是我们不愿意失去他。道歉并不总意味着你是错的，而对方是正确的。有时它只是意味着相对自我而言，你更珍惜你们之间的关系。

编后语

这个处理不愿意失去的"她"或"他"的处理原则，同样也适合处理婚姻中的夫妻关系。因为家不是一个讲理的地方，家是一个讲妥协的地方。退一步海阔天空，家的天空依然晴空万里。

与老公的约定

@张怡筠：年岁渐长，有许多心理挑战，也有个最大好处，就是深刻意识到生命苦短。那天和另一半聊未来,做出个约定:人生下半场,要体力要耐力要应变力,所以,其他那些有的没的、好的坏的、赢的输的事,都该一笑而过。在结束哨声吹响前,无论何事,都不该动摇享受生命的决定。

编后语

喜欢这段话,这不仅是与他(她)一起慢慢变老的约定,也是与自己生命的约定。生命是一件礼物,它是上苍的恩惠,我们每一个人都是无功受禄,从虚无有幸来到这个世界。因而,此生无论有怎样的遭遇,我们都理应充满感恩之情,不动摇享受生命的决定。

邂逅前夫

没想到,6年后邂逅前夫竟然是在上海岳阳医院门口,都在等候出租车的行列中。那天,我从左眼眼镜的视野中望见"他"——身边有一位挽着他手臂的女士(他的新太太),我本能地避让,但已经来不及了,他主动叫上我,并把我介绍给他身边的那一位。此时,我和"她"四目相视……礼节性的寒暄后,我加快脚步赶紧离开。我感到心跳加速、胃里翻腾、血往上涌……奇怪,我这是怎么啦?!

回到家,我将这所有的一切告诉好友。她说,"你还爱着他"。其实,好友的判断是错的。这不是"爱",这是女人的一种本能反应——"醋意"——人的潜意识里总有一种意识会在适当的时机浮起:自己得不到,最好也别让人家得到,特别是关乎情感的。

平静后的我,说实在的,心里还是默默地祝福"他",70多岁还能找到年轻的太太,真好!这些年,大家都活得不容易。祝他俩过得好!

做人　做事

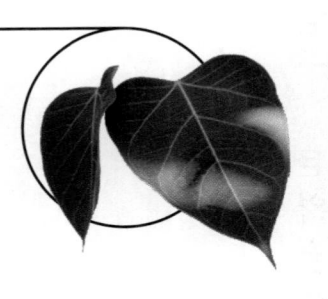

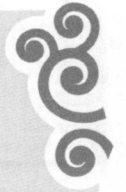

　　世界没有悲剧和喜剧之分，如果你能从悲剧中走出来，那就是喜剧；如果你沉缅于喜剧之中，那它就是悲剧。有时人生的意义不在于拿了一手好牌，而在于如何去打好一手坏牌。

面 对 困 境

当一扇门关闭的时候，总有另一扇门开启，但我们常常很失望地瞧着那扇关闭的门许久，以至于没有看到那扇对我们开启的门。

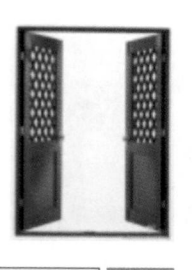

只有过不去的心情 ▼

@微博经典语录：没有过不去的事情，只有过不去的心情。确实是这样，很多事情我们之所以过不去是因为我们心里放不下，比如被欺骗了，报复放不下；被讽刺了，怨恨放不下；被批评了，面子放不下。大部分人都只在乎事情本身并沉迷于事情带来的不愉快的心情。其实只要把心情变一下，世界就完全不同了。

编后语

没有过不去的事情，只有过不去的心情。"事实"已经存在，你也无法改变，唯一能改变的是你对"事实"的态度。态度决定状态。态度变了，心情就好了。攒着"好心情"，再看那件"事情"，景随心变，完全不一样啦！有一句带点禅意的话：放弃执著，即可抖落尘埃。

如何处理"伤口" ▼

@生活领悟：有些伤口，时间久了就会慢慢长好；有些委屈，受过了、想通了也就释然了；有些伤痛，忍过了、疼久了也成习惯了……然而却在很多孤独的瞬间，又重新涌上心头。其实，有些藏在心底的话，并不是故意要去隐瞒，只是，并不是所有的疼痛都可以呐喊。

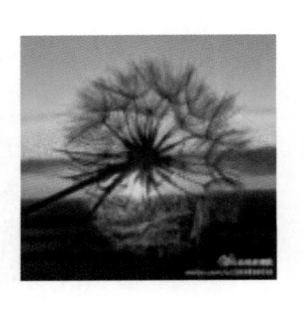

编后语

这段话真棒！调适心中不悦的时间是一副疗伤的良药，时间会抹平伤口。但我们要尽一切可能缩短自己的心里挣扎期。呐喊不行，就阿Q阿Q。打不了顺牌就打倒牌。比我们更伤痛的人还多着呢！独处时，听听音乐，看看书，走出去，迎着阳光……我还有个办法就是写作，让文字慢慢呵护自己。

看透的与看不透的

@名人名言博览：少年拜访禅师：如何才能变成一个自己愉快、也能带给别人快乐的人？禅师笑：有4种境界：首先要把自己当成别人，此是无我；再者要把别人当成自己，这是慈悲；而后要把别人当成别人，此是智慧；最后要把自己当成自己，这是自在。看透的人处处是生机，看不透的人处处是困境。过什么生活，决定权在当下。

编后语

看透的人处处是生机，看不透的人处处是困境。

终身奉行的一个字：恕

让一让，人生如狭路行车，眼光放远，让一步柳暗花明，让一步海阔天空！记得孔子的学生问他：有没有一句话可以终身奉行的。子曰：恕。其实"恕"中有"让"的基因。宽恕、谦让都是养生奉行的做人原则。宽恕了别人，解放了自己。谦让于他人，心安又理得！

@龙的传人针行天下：发怒，是用别人的错误惩罚自己；烦恼，是用自己的过失折磨自己；后悔，是用无奈的往事摧残自己；忧虑，是用虚拟的风险惊吓自己；孤独，是用自制的牢房禁锢自己；自卑，是用别人的长处诋毁自己。摒弃这些，你就会轻松许多！

消除烦恼三步法 ▼

@米读健康：第一步，不要惊慌失措，冷静地分析整个情况，找出可能发生的最坏情况；第二步，找出可能发生的最坏情况，并让自己能够接受它；第三步，有了能够接受最坏情况的思想准备后，平静地把时间和精力用来试着改善那种最坏的情况。

编后语

对，我一般就是用这三部曲来消除烦恼的。很管用的！大力推荐！

心情不好怎么办 ▼

@女性思享：①走一走，散散步，让自然荡涤心胸；②比一比，阿Q精神胜利法，比上不足比下有余；③放一放，不是急事大事索性放下，回头再说；④乐一乐，想想开心事，看一看笑话；⑤唱一唱，回忆过去似水年华，温暖你自己；⑥让一让，人生如狭路行车，眼光放远，让一步海阔天空。

编后语

每个人都会有心情不好的时候，但不要深陷其中。以上办法都可以让我们走出不悦。试试吧！

最困难的时候往往就是黎明前的黑暗

@企业家智库：①最困难的时候，就是最接近成功的时候；②先处理心情，再处理事情；③不为模糊不清的未来担忧，只为清清楚楚的现在努力；④宽容他人对你的冒犯；⑤不要无缘无故的妒忌；⑥只为成功找方法，不为失败找借口；⑦不要看我失去什么，只看我还拥有什么；⑧用最放松的心态对待一切艰难。

不会永远处在倒霉的位置

@龙的传人针行天下：把事情变复杂很简单,把事情变简单很复杂。这个世界既不是有钱人的世界，也不是有权人的世界，它是有心人的世界。一个人幸运的前提，其实是他有能力改变自己。经营自己的长处,能使你人生增值；经营你的短处,能使你人生贬值。地球是运动的，一个人不会永远处在倒霉的位置。

@微博经典语录：“同一件事，想开了就是天堂，想不开就是地狱。”人的烦恼多半来自于自私、贪婪，来自于妒忌、攀比，来自于自己对自己的苛求。托尔斯泰就曾说过：“大多数人想改变这个世界，但却极少有人想改造自己。”

编后语

地球是运动的，一个人不会永远处在倒霉的位置上。风水轮流转！给自己信心，给自己力量，比什么都重要！

李嘉诚语录

思路清晰远比卖力苦干重要，心态正确远比现实表现重要，选对方向远比努力做事重要，做对的事情远比把事情做对重要。拥有远见比拥有资产重要，拥有能力比拥有知识重要，拥有健康比拥有金钱重要！——成

长的痛苦远比后悔的痛苦好，胜利的喜悦远比失败的安慰好！

面对困境

@禅一_禅医：一天，老和尚就一难题问小沙弥："如果你进一步则死，退一步则亡，你应该怎么办？"小沙弥毫不犹豫地说："我往旁边去。"一句话让人恍然大悟。很多时候，是自己在定式或不开阔的心态中将自己逼到无路可走的地步。其实我们可以静下心，跳出这定式，在不能进退的时候，往旁边去。

编后语

在不能进退的时候，往旁边去。这就是我们遇到困境时的思路。思路决定出路！

人　　生

人生就是一次次无法重复的选择

@分享投资白文涛：学生问苏格拉底：人生是什么？他让学生们从一个果园中走过，每人挑选一只最大的苹果，不许走回头路，不许选择两次。大家回来后他问：满意吗？学生们说：让我们再选择一次吧。我们要么选早了，后面又有更大的；要么选晚了，漏过了最大的。苏格拉底笑了笑说：这就是人生，人生就是一次次无法重复的选择。

@丁曦林：生命之路多曲折。有时，一念起，万水千山；一念灭，沧海桑田。真正的淡定则在于彻悟：来人世走一遭，其意义不在于寿长寿短、富贵贫穷，而在于生命的过程中，自己是否坚实走好了每一步！

活给谁看

　　@生活领悟：何时何地，你都要明白，你是活给自己看的，别把别人的评价看得太重，凡事只要于心无愧，就不必计较太多。那些肤浅的赞美，是阳光中的尘埃，迷惑你的视界；那些非议与诅咒，亦是麻醉你的毒药，终会让你乱了心智。无论路途多险，步履维艰，切勿被动地改变自己，唯如此，你才可能会与众不同。

编后语

　　人活着需要"定力"，不以物喜，不以己悲，这样的人，心智就会高度的健全和成熟。别把别人的评价看得太重，凡事只要问心无愧，就不要太纠结！好好培育自己的心智，让自己的内心逐渐强大，坦然面对眼前所发生的一切：喜欢的和不喜欢的。

如何看待自己

　　少林禅医：一青年向一禅师求教。"大师，有人赞我是天才，将来必有一番作为；也有人骂我是笨蛋，一辈子不会有多大出息。依您看呢？""你是如何看待自己的？"禅师反问。

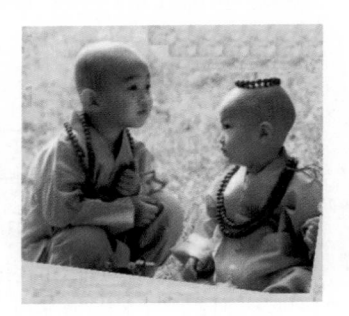

　　青年摇摇头，一脸茫然。
　　"比如同样一斤米，用不同眼光去看，它的价值也就迥然不同。在炊妇眼中，它不过做两三碗大米饭而已；在农民看来，它最多值1元钱罢了；在卖粽子人的眼里，包扎成粽子后，它可卖出3元钱；在制饼者看来，它能被加工成饼干，卖5元钱；在味精厂家眼中，它可提炼出味精，卖8元钱；在制酒商看来，它能酿成酒，勾兑后，卖40元钱。不过，米还是那斤米。"

禅师顿了顿，接着说："同样一个人，有人将你抬得很高，有人把你贬得很低，其实，你就是你。你究竟有多大出息，取决于你到底怎样看待自己。"

青年豁然开朗。

　　@健康养生大百科：茶禅一味。不同的人，品出不同的禅机。人一走，茶就凉，是自然规律；人没走，茶就凉，是世态炎凉。一杯茶，佛门看到的是禅，道家看到的是炁，儒家看到的是礼，商家看到的是利。茶说：我就是一杯水，给你的只是你的想象，你想什么，什么就是你。心即茶，茶即心。景随心易！

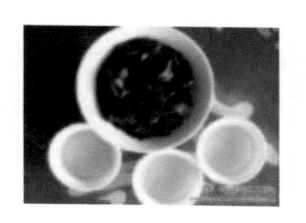

编后语

　　关键是自己！要使自己真正有价值，必须不断修炼、磨炼、锻炼，钢铁就是这样炼成的。不求与人相比，但求超越自己。

佛语禅心

　　小和尚负责清扫寺院落叶，每天要花很长时间才能扫完。有人对他说：你打扫前用力摇树，把落叶统统摇下来，明天就不用打扫了。小和尚觉得很对，就高兴的照办了。可是第二天院子里如往日一样满地落叶。无论你今天怎么用力，明天的落叶还是会飘下来。——世上有很多事是无法提前的，活在当下。

成功与不成功的差别

@总裁语录：成功的人和不成功的人就差一点点：成功的人，可以无数次修改方法，但绝不轻易放弃目标；不成功的人，总改目标，就是不改方法。

@西班牙语ZHAO：现在潘老师成功的目标是什么？

回复@西班牙语ZHAO：我现在成功的目标是探索一条零化学或少化学的自然养生之路。

成功的人不外两点

@健康顾问微博：一是做事成功，二是做人成功。做人不成功，成功是暂时的；做人成功，不成功也是暂时的。要做事，先做人。丘吉尔说，成功根本没有秘诀，如果有的话，就只有两个：一是坚持到底，永不放弃；二是当你想放弃的时候，请回过头来再照着第一个秘诀去做。

编后语

做人不成功，做事成功是暂时的；做人成功，做事不成功也是暂时的。先做人，后做事！

关于人生的八句话

第一句：**"人都是逼出来的。"** 每个人都是有潜能的，生于安乐，死于忧患。所以，当面对压力的时候，不要焦躁，也许这只是生活对你的一点小考验，相信自己，一切都能处理好，逼急了好汉可以上梁山，时势造英雄，穷则思变，人只有压力才会有动力。

第二句：**"如果你简单，这个世界就对你简单。"** 简单生活才能幸福生活。人要知足常乐，宽容大度，什么事情都不能想繁杂。心灵的负荷重了，就会怨天尤人。要定期地对记忆进行一次删除，把不愉快的人和事从记忆中摒弃。人生苦短，财富与地位都是附加的，生不带来死不带去，简简单单的生活就是快快乐乐的生活。

第三句："**人生没有彩排，每一天都是现场直播。**"偶尔会想，如果人生真如一场电子游戏，玩坏了可以选择重来，生活会变成什么样子？正因为时光流逝一去不复返，每一天都不可追回，所以更要珍惜每一寸光阴，孝敬父母，疼爱孩子，体贴爱人，善待朋友。

第四句："**怀才就像怀孕，时间久了会让人看出来的。**"人，切莫自以为是，地球离开了谁都会转，古往今来，恃才放肆的人都没有好下场。所以，即便再能干，也一定要保持谦虚谨慎，做好自己的事情，是金子总会发光。

第五句："**过去酒逢知己千杯少，现在酒逢千杯知己少。**"不甚酒力，体会不了酒的美味，但却能感受知己的妙处。没有朋友的人生是孤独的，不完整的。可是，因为生活的忙碌，渐渐少了联络，友谊就变得淡了，所以，抽点时间，联络朋友一起聊聊天，让情谊在笑声中升腾。当朋友遇到难题的时候，一定要记得挺身而出，即便帮不了忙，安慰也是最大的支持。

第六句："**人生如果错了方向，停止就是进步。**"人，总是很难改正自己的缺点；人，也总是很难发现自己的错误。有时，明知错了，却欲罢不能，一错再错。把握正确的方向，坚守自己的原则，世界上的诱惑很多，天上永远不会掉馅饼，不要因为贪图一时的快乐而付出惨痛的代价。如果发现错了，一定要止步。

第七句："**人生两大悲剧：一是万念俱灰，一是踌躇满志。**"现代的人好像特别脆弱，报纸上天天报道众多名人得抑郁症，这些人一定是从一个极端走向另一个极端。正因为踌躇满志，才坚信自己是完美的，是无所不能的。如果受到一点挫折，就会变得极度自卑，甚至失去继续生活的勇气。为自己找一个准确的定位，享受生活乐趣。

第八句："**要成功需要靠朋友，要巨大的成功需要靠敌人。**"因为有了敌人的存在，因为有了不服输的决心，才会努力的做好自己的事。所以，有时候，敌人比朋友的力量更大。天下没有永远的敌人，却有永远的朋友，有些时候，敌人也可以变成朋友。

读懂这几句话胜读十年书

@健康顾问微博：①钟表：可以回到起点，却已不是昨天。②核桃：没有华丽的外表，却有充实的大脑。③指南针：思想稳定，东西再好也不被诱惑。④花瓶：外表再漂亮，也掩不住内心的空虚。⑤树叶：得势时趾高气扬，失意时威风扫地。⑥历史的标点全是问号，历史的幕后全是惊叹号。

人生的五大管理

@健康养生大百科：①时间管理——不要浪费别人的时间；②关系管理——真诚；③财富管理——复利；④健康管理——心态；⑤价值管理——要有信仰。

编后语

人与动物都有空间意识，比如面对悬崖。但在时间意识上，动物没有而人有。所以，人必须要有时间管理概念。而后面的四大管理更是人之必须。

一辈子无非就是两件事

@龙的传人针行天下：做事要方，做人要圆！为什么铜钱内方外圆呢？这就是中国辩证哲学的集中体现。人活在世上，无非是面对两大世界，身外的大千世界和自己的内心世界。人，一辈子无非是两件事——做事和做人。多少人一辈子都在哀叹做人难，难做人。

编后语

人，一辈子无非是两件事——做事和做人。但必须是先做人后做事。什么样的人就会做什么样的事。

没有"如果"，只有"后果"与"结果" ▼

@名人名言博览：人生没有如果，只有后果和结果。过去的不会再回来，即使回来也不再完美。生活有进退，输什么也不能输心情。生活最大的幸福就是，坚信有人爱着我。对于过去，不可忘记，但要放下。因为有明天，今天永远只是起跑线。生活简单就迷人，人心简单就幸福。学会简单，其实就不简单。

编后语

学会简单就是不简单。人生没有如果，只有后果和结果。

禅悟：心中欲少，自然忧少 ▼

禅师有个爱抱怨的弟子。弟子买盐回来，禅师将一把盐放入一杯水中让他喝。弟子说：咸得发苦。禅师又把盐撒进湖里，让他再尝湖水。弟子说：纯净甜美。禅师说：生命中的痛苦是盐，它的咸淡取决于盛它的容器。身上事少，自然苦少；口中言少，自然祸少；腹中食少，自然病少；心中欲少，自然忧少！

编后语

今见报，冰心老人为别人题座右铭："知足知不足，有为有不为。"言简意赅，寻味无穷，人生哲理。我拿这10个字来左右自己：知足——常乐；知不足——自知之明。有为——必须干的；有不为——不该干的。这就是人生！又一大家说人生：老天给了每个人一条命，一颗心。把命照看好，把心安好，人生即是圆满！

命运在谁手里

@龙的传人针行天下：一个人的命运，自己手里只有一半，还有一半在上帝手里。当你得意忘形时，不要忘了上帝手里还有一半。当你垂头丧气时，不要忘了自己手里还有一半。

编后语

这样的思维，对处理人生和处理世事都有好处。

人生的意义

@微博经典语录：世界没有悲剧和喜剧之分。如果你能从悲剧中走出来，那就是喜剧；如果你沉湎于喜剧之中，那就是悲剧。如果你只是等待，发生的事情只会是你变老了。人生的意义不在于拿一手好牌，而在于打好一手坏牌。

编后语

人生的意义往往不在于拿一手好牌，而在于打好一手坏牌。拿着坏牌，我们思考、我们梳理。梳理着可能转换坏牌的多种路径。我们可以选择放弃，但不能放弃选择。而后，认准了，坚持走到彼岸。人生最精彩的不是到达彼岸的瞬间，而是坚持走向彼岸的过程。

@龙的传人针行天下：人生要迈两道坎：情,钱；人生要会两件事：挣钱,思考；人生的两个基本点：糊涂点,潇洒点；人生的两种状态：谋生,乐生；人生要做两件事：感恩,结缘；人生三件事：学会关门,学会计算,学会放弃；人生三问：尽快有多快? 稍后有多后? 永远有多远? 人生三处：发现长处,理解难处,不忘好处！

编后语

人生"三处"：发现他人的长处,理解他人的难处,不忘他人的好处。如果这样,那你就不会有那么多的烦恼,却会有那么多的快乐。

能支配什么，不能支配什么

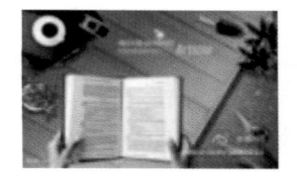

我在看周国平的书，载一段周氏语录："世上有一些东西是你自己支配不了的，比如运气和机会，舆论与毁誉，那就不去管它们，顺其自然吧。世上有些东西是你自己可以支配的，比如兴趣和志向，处事和做人，那就在这方面好好地努力。至于努力的结果是什么，也顺其自然吧。"我接着加一句：得之泰然，失之淡然。

人生有四苦

@健康顾问微博：人生有四苦：一是看不透。看不透人际中的纠结、争斗后的隐伤，看不透喧嚣中的平淡、繁华后的宁静。二是舍不得。舍不得曾经的精彩、不逮的岁月，舍不得居高时的虚荣、得意处的掌声。三是输不起。输不起一段情感之失，输不起一截人生之败。四是放不下。放不下已经走远的人与事，放不下早已尘封的是与非。

编后语

我们不要看不透、舍不得、输不起和放不下，坦然、淡然看待眼前的一切，这是将"苦"转化为"甘"的一种良策。反之，那你将付出的是生命的成本。

龟哲学让人类反思

@趣味儿经济学：一只龟的4个哲思：①永远脚踏实地而不虚张声势，一群人中最安静的那个往往是最有实力的；②永远耐住寂寞而不头脑发热，因为折腾是检验人才的标准；③永远稳步前行而不急功近利，因为思路决定出路，心态决定状态；④永远低调从容而不着急上火。先有千年王八才有万年的龟，积累很重要。

生　　活

人体十大最佳黄金时间

@健康顾问微博：①刷牙：饭后3分钟；②喝茶：餐后1小时；③喝牛奶：睡前饮用可补钙助眠；④吃水果：饭前1小时；⑤晒太阳：上午8~10点和下午4~6点；⑥美容：睡前用化妆品护肤效果佳；⑦散步：饭后45~60分钟；⑧洗澡：睡前温水浴有助解疲劳促睡眠；⑨睡眠：午睡13点开始,晚上22~23点上床最佳；⑩锻炼：傍晚。

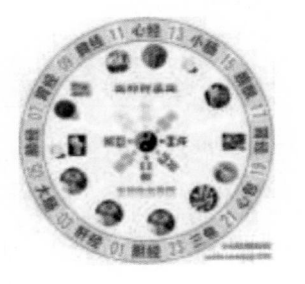

编后语

养生之道中的时间管理。时间抓得回来是"黄金",抓不回来是"流水"!

小年夜的独处生活 ▼

今天是国定春节假日前夕小年夜，整个度假村很安静。在林子里散步除了偶尔蹦出几只野猫，没遇到任何人。人们都在家过年了。而我的家在心中，心中一个很强大的家。这个"家"让我怡然自得；这个"家"让我精彩纷呈；我享受着出世与入世之间的游刃有余。这就是我要的生活：有一点点宁静，有一点点自在；去喧嚣，去功利；不孤独，不鲁滨逊。上午边听音乐边整理资料，下午散步后看了点佛学书，晚上看电视、静坐、睡觉，迎接明天新的太阳。

@卉樱果ingrid：只有非常宽大的胸怀才有这样强大的心态，敬佩。

回复@卉樱果ingrid：老同学过奖啦！我只是很喜欢这样的生活，动静相宜，舒服就够了，哪来的胸怀啊！

盘点过去的一年 ▼

盘点我的2011年：1月，《我们该把自己交给谁》出版；5月，混入"名医坐堂"，在电波聊我的养生经；6月，《我们该把自己交给谁》2万册销售告罄；7月，一封求救微博，让我织起了"围脖"；11月，入住崇明怡沁园，构建我的自然养生基地；12月，身边围着"三胡"，从此与3位儿辈后生共同探讨自然养生法，研究健康管理。

计划新的一年

2012年我想干的事：一，在崇明怡沁园研究并实践自然养生；二，走近"三胡"，写写他们的故事、他们的绝活；三，继续在东广792频道《名医坐堂》聊我的养生经，告诉大家时间改为每周五下午的1:30；四，继续当好怡沁园度假村的养生顾问工作。五，看一些有关老子、庄子和南怀瑾的书。六，学好古琴。我之所以弃古筝而选古琴，是因为古筝是弹给别人听的，而古琴是弹给自己听的。调适自己的身心，我学古琴。

幸福3件事

@健康顾问微博：让人幸福的3件事：有人爱，有事做，有所期待。有人爱，不仅仅是被人爱，而且有主动爱别人爱世界的能力；有事做，让每一天充实，事情没有大小，只有你爱不爱做；有所期待，生活就有希望，人不怕卑微，就怕失去希望，期待明天，期待阳光，人就会从卑微中站起来拥抱蓝天。

林华妙语

林华的生日邀请帖上有两句妙语：亲人，是父母为我们找来的朋友；朋友，是我们为自己找来的亲人。我认为，这就是人的生命中弥足珍贵的两种感情：亲情和友情。我身患癌症，而后又遭遇股骨头坏死，在我的治疗方案中有一味良药就是"友情"。美国医生说，乳腺癌患者的康复与其朋友数量成正相关，并有数据佐证。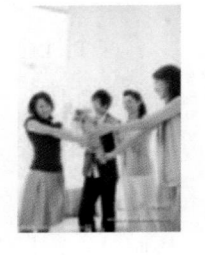

我该不该上电视节目

我曾经给自己定下一条规矩：不上电视节目，让自己有相对的安静生活。所以，婉拒了多家电视台的邀请。可昨天上海电视台"36度7"的编导给我来电，让我有点心动。一是这个节目我比较偏爱。二是编导给我的角色定位是"养生学学者"，而不是"抗癌达人""抗癌明星"。究竟该不该上？我有点纠结。考虑了两天，我给电视台该栏目的编导发了邮件，还是遵守自己定的规矩，不上电视节目。维护好与我的读者交流沟通的两个平台：微博和电台。此事，让我深知自己离"放下"、"淡泊"差矣，差矣！应静心走在修炼之路上，继续努力吧！

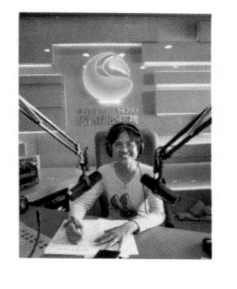

我在东方广播电台《名医坐堂》做节目，被介绍的身份是"养生达人"。其实，我不是。自从2005年患了最严重的乳腺癌，被预言"只有一年半"了，我决定向死而生地转换研究坐标，从公共关系学学者转型为养生学学者。因病探道，活了下来。我将活过来的点点滴滴奉献给大家。所以，我是养生学学者，不是养生达人。电台编导接受了我的意见，纠正了我身份的定位。

成功的公式

这个社会，人们太渴望"成功"了。于是，学者们在研究"成功"的要素配伍：一曰："天分＋勤奋＋机遇"。二曰："活得健康＋干得开心＋玩得潇洒"。三曰："高人指点＋贵人相助＋小人监督＋自己努力＋菩萨保佑"。我曰：一个人真正的成功是其拥有饱满的灵魂，阳光的心态，认真做事，清白做人，坦然面对一切不成功。

晒自己的潜意识

耄耋之年的汤钊猷院士，仍坚持写书。写完书后的态度与百岁杨绛的说法一模一样：什么发布啊、签售啊、讲座啊，一概推掉。淡定、低调。当然，不是人人都能活得低调，可以低调的基础是随时都可以高调而却不为之。相比之下，我汗颜。我一直在关注自己书的销售，潜意识是什么？是名利。自认为已经淡薄多了，其实非也！

@沈宗尧1945：名人敢揭自己的"短"，这是名人真正的"长"，伟大！

回复@沈宗尧1945：这不是"伟大"，这是实事求是地自我剖析。人长两只眼睛，其功能就是让我们一只眼睛看别人的"好"，另一只眼睛看自己的"非好"。

"白日梦"调节情绪

@全民健康互动：据调查显示，不论是男性还是女性，"白日梦"的内容都大体相同，无非是事事成功、万贯家产和浪漫爱情。心理学家认为，虽然目前尚未完全揭示"白日梦"与人体身心健康的关系，但可以肯定的是，"白日梦"可以激发人体免疫系统的活性，对解决烦恼和痛苦有一定帮助。

编后语

从我的实例中可以证明："白日梦"确实是可以激发人体免疫系统的活性，特别是当自身处于情绪的低谷时，"白日梦"能恩宠细胞，激发自愈力。我有两句自以为经典的话：第一句，"人可以承受灾难，但不能承受没有希望的日子。"第二句，"人可以死于疾病，但绝不能死于无知。"

2005年我患乳腺癌，在向死而生的日子里，做过"白日梦"：哪天我带着穿越时光"隧道"的书，以健康的精气神在上海图书馆开讲座。

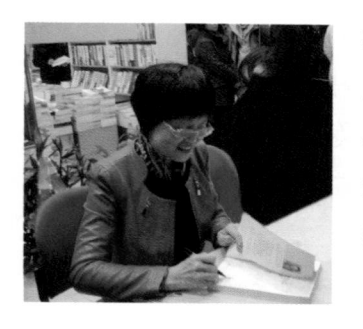

2008年我又患双侧股骨头坏死，坐在轮椅上，又做过"白日梦"：哪天我带着第二次解决世界性烦恼的书，双腿健步走进上海书城为读者签售新书。这两个"白日梦"激励我一路走来。

处世谏言

@全民健康互动：①成熟的人不问过去，聪明的人不问现在，豁达的人不问未来。②知道看人背后是君子，只知背后看人是小人。③在人之上，要把人当人；在人之下，要把自己当人。④人们常对陌生人很客气，而对亲密的人太苛刻。⑤你的价值不在于与人多相同，而在于如此不同。

编后语

一位大师说：感恩绊倒过你的人，因为他让你学会了站起来，站稳自己；感恩遗弃了你的人，因为他让你学会了独立谋生，自己上路；感恩喝骂过你的人，因为他让你学会了反省自己；感恩黑夜的来临，因为它让你学会了等待明天的日出。所以，懂得感恩，是做人的一种基本能力。我努力将感恩变为自己的一种习惯。智慧的人从感恩出发，不智慧的人从怨恨着手。所以，同样对待一个人，从阳面出发，让你快乐；从阴面着手，让你郁闷。咱何不从"乐"而为呢？

国事 家事

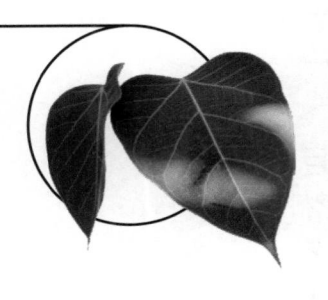

国事家事天下事，看事议事；

大事小事看淡事，事事笑谈。

天 下 大 事

2012年5月9日上午，广东省党代会上一位省高管说，追求幸福，是人民的权利；造福人民，是党和政府的责任。我们必须破除人民幸福是党和政府恩赐的错误认识。此讲话在中共史上具有破天荒的里程碑意义。"感谢党，感谢政府"，是封建主义思想的一种反映，与谢主隆恩有何区别？！此破天荒的讲话就是破除封建思想，庆幸国家高管公民意识的提升！

中国人的特点你认同多少

@健康养生报：①中国人非常聪明，却易相信谣言。②凡事喜欢抢，从出生抢床位，到临终抢坟地。③在大事上能忍气吞声，在小便宜上却斤斤计较。④能通过关系办的事，坚决不通过正当途径解决。⑤计较的不是不公平，而是自己不是受益者。⑥动辄批判外界，却少反思自己……

编后语

哪些特点是群体性的，哪些特点是个体性的？再反思一下自我……

中国与欧美的教育比较

@健康顾问微博：中国欧美教育对比。中国：小学累、中学苦、高中拼、大学混。玩耍的年龄被逼学习，学习的年龄只想玩耍。欧美：

小学玩、中学混、高中和大学拼。玩耍的年龄就玩耍，学习的年龄才学习。小、中、高阶段中国学生一般占优，进入大学阶段，欧美学生就能迅速超越。太看重起点，必将失去终点。

编后语

是啊，我那7岁的孙子，问他最高兴的是"玩"，最不高兴的是"做作业"。你看，刚上学就对学习没了兴趣，谁之过？！太看重起点，必将失去终点！中国的教育官员必须反思了！

教育大环境不改变，中国学生与外国学生的"不同"依旧是继续。家长说"无奈啊！"学生说"我无辜啊！"老师说"我不得已啊！"校长说"不这样，又能怎样呢？"教育局局长、教育部部长，面对如此现状，你们又能说什么呢？作为一名老教师的我，不得不责问教育系统的父母官！

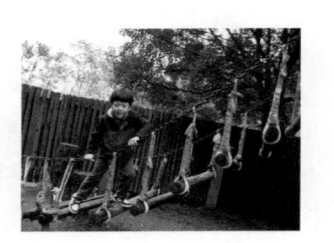

中美教育的差异

①美国学生为兴趣而学，中国学生为前途而学。②美国重视创造力，中国重视记忆力。③美国教育重启发，中国教育重总结。④中国老师称师长，美国老师是朋友。⑤美国考试很轻松，中国考试很残酷。⑥美国学生参加社会活动，中国不鼓励。⑦美国学生成绩是隐私，中国学生成绩张榜公布。

@健康顾问微博：美国教育网报道，家长对孩子从不辅导功课，就是每天回来跟孩子聊10分钟，只聊4个问题，就完成了他的家庭教育：①学校有什么好事发生吗？调查价值观。②今天你有什么好的表现？是激励。③今天有什么好收获吗？巩固所学。④有什么需要爸爸妈妈帮助的吗？分清责任。

编后语

我们现在从一年级开始就陪做作业了，特别是男孩。放学回家，就有做不完的作业：学校的、家庭的、补习班的……做好了才会奖励他"玩"。久而久之，孩子对学习的兴趣没了，没了兴趣的"书"，这辈子再怎么读下去啊！我目睹了一年级小孙子的现状，忧心忡忡。

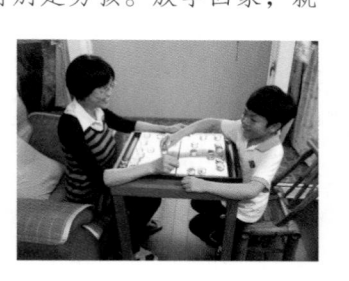

新编当今社会之怪现象 ▼

@龙的传人针行天下：①领导批来批去，部门转来转去，会议开来开去，群众跑来跑去，问题哪来哪去。②一把手说一不二，二把手说二不一，三把手说三道四，四把手支支吾吾，五、六把手光做笔记不张口。③官员说套话，专家说鬼话，商家说假话，富人说狂话，穷人说气话。

乔布斯生在中国的8种可能 ▼

网友说，如果乔布斯在中国，他将有8种可能：①当选全国政协委员；②忙于迎接各级领导视察苹果；③与县政府勾结强征农民土地；④坐在春节晚会的第一排；⑤获得五一劳动奖章、十大企业家等荣誉若干；⑥在央视谈话节目中催人泪下地细数创业艰辛；⑦苹果宣布进军房地产；⑧在他死后的一个星期内，被民众忘记！

真假六标准 ▼

如何辨别社会上的真假现象？请看六条参考标准：① 看朋友是真情还是假意，不看顺境而看逆境；② 看事业是成功还是失败，不看得到而看拥有；③ 看品格是高尚还是丑陋，不看言论而看行动；④ 看国家是富裕还是贫穷，不看富人而看穷人；⑤ 看制度是优势还是劣势，不看权力而看权利；⑥ 看爱国是真爱还是假爱，不看忠心而看忠诚。

中国稿费有多低 ▼

@余耕：美国全国发行刊物稿费每字0.75~2.00美元，地方刊物则为每字0.10美元左右，相当于千字稿费在750~2 000美元。像《纽约时报》这样级别的报纸，一篇千字文章的稿费是2 000多美元。折合成人民币，每千字的稿费为4 800~12 800元。而中国国家级报刊稿费每千字100元人民币左右。

国粹谈 ▼

@韩志国：象棋：政治象征，一切为了保帅。麻将：国民象征，互相算计，只为自己成功。京剧：社会象征，所有角色都已固化。围棋：思维象征，非白即黑，一切又都有可能。军棋：官场象征，官大一级压死人。杂技：现状象征，折腾来折腾去都为了维稳。小品：民主象征，总是那几张老脸几个小段，总没有高潮！

中国缺乏死亡教育 ▼

@沈东军：在中国的家庭里，死是一个忌讳的词，西方那种墓地和住家比邻的现象，在中国很少见。人们一般不讨论死亡这个话题，很少像西方那样壮年时即写好遗书。达·芬奇说，勤劳的一生，带来安宁的死亡。生、老、病、死是每个人必经的过程。有恰当的死亡教育，人们可以更加从容地面对死亡。

编后语

我们主流教育对孩子只有人生观教育，而没有人死观教育，仿佛死亡不是生命的必然归程，而是命运的意外事件。蒙田说，谁教会人死亡，就是教会人生活。"未知死，何知生"。生是偶然的，死是必然的。但通常中国人很忌讳谈论这个"哲学"话题，其实它恰恰是个现实话题。遗憾我们的学校教育！

今天的大学如此抢生源

@上海沈善增：《文汇报》2011年9月1日第7版头条消息：《大学争抢优秀生源招数繁多——时间提前，还没上高三就已被"瓜分"》。文中说，新高三明年6月才高考，高校今年5月就已经在抢着瓜分。数、理、化、生物和信息奥赛的得奖者，是高校争抢重点。原因是"没了优秀生源，大学脸上无光"。

编后语

当了一辈子老师，面对此景，五味杂成！

语言是活的

@龙的传人针行天下：变化中的语言。过去叫出租车，现在叫的士；过去叫情人，现在叫小蜜；过去叫汗衫，现在叫T恤；过去叫初赛，现在叫海选；过去叫决赛，现在叫PK；过去叫点子 ，现在叫创意；过去叫减肥，现在叫瘦身；过去叫瘦弱，现在叫骨感；过去叫痛快，现在叫爽歪歪；过去叫半老徐娘，现在叫资深美人；过去叫关系密切，现在叫零距离接触。

编后语

我最老的行当是在大学教授《现代汉语》课程，我一直在课堂上说：语言学中的"词汇"是最活跃的语言单位，一方面约定俗成，另一方面也紧跟潮流。语言，随着社会的发展而变化，所以，语言是活的。

农民的三句话培养好孩子

①孩子，爸妈没本事，你要靠自己；②孩子，做事先做人，一定不能做伤害别人的事；③孩子，撒开手闯吧，实在不行，回家还有饭吃。

城里人的三句话害孩子

①宝贝，好好学习就行，其他爸爸妈妈来办；②宝贝，记住不能吃亏；③我告诉你，再不好好学习，长大没饭吃。

中国的分段康复制度无序

@医生哥波子：康复不仅是医院的工作，是认识问题，更有政策性的问题。中国病人多吗？非也！乃病人待在医院的时间长也！里根总统直肠癌手术4天出院难道他不需要治疗吗？不是，而是住院费用昂贵，康复费用不高。是中国医疗技术不高吗？不是，而是中国的分级医疗——分段康复制度无序。医院的价值何在是要认真研究的。

编后语

中国分段康复制度无序！三分治七分养，七分养的康复医疗在哪里？目前有些医院的康复科对巨大的社会需求而言实在是杯水车薪啊！恳请中国有关部门能将此事提到议事日程上来！

广东省卫生厅官员如是说

@医生哥波子：我们的卫生官员什么时候可以毫无愧色地说：我们的医疗服务做得很好，市民很满意！香港医管局主席在3 000人大会上自豪地说了。即使如此，他们还提出面临医护人员不足的挑战。香港700万人,2012年医生5 165,护士20 901。为什么市民会满意呢？

投入是一个因素（占3%的GDP），但更重要的是尊重医护人员！

家 庭 小 事

孙子想不通

　　小孙子一年级的考试成绩：语文93分（倒数第一），数学94分（倒数第二），英语98分（没有倒数）。我听完大笑，孙子说他想不通90几分居然是倒数的份。我又大笑说"宝贝，没关系。分数不重要，尽力就行了。"孙子不解我的表现，因为学校老师和家里人都不是这样说的。人生的第一次考试，就让孩子如此纠结。当了一辈子教师的我，面对现状，无语！

　　@卉樱果ingrid：在这一点上，侬是西方人的思维方式。

　　回复@卉樱果ingrid：现在的孩子太苦了，没了天真快乐的童年，"分数"的紧箍咒将折磨他整个学生生涯。学校老师、家长、社会都在合力让这个紧箍咒合理化。可悲啊！

孙子在班上最大的亮点

　　一年级的孙子在班上最大的亮点是"字写得漂亮"，尽管多位老师对不安分守己的孙子有颇多的不满，但对他的字却还是赞赏有加的。对这样的孩子，中外教育又有区别。中国家长一般是盯着孩子的弱项，用

"填平补齐"理念培养孩子；而国外家长却是发现孩子的优点，强化其强项，最后让其在这一点上出类拔萃，成为这项的尖子。我赞成后者的教育，但愿能以此影响孙子的培养。

老爸"南巡考察" ▼

国庆长假，两个半天我去敬老院陪老爸。老爸喜欢跟我聊国事，聊上海人民广播电台990频道秦畅主持的《市民与社会》讨论的话题，聊我的挚友即将上任上海某区区长的那方水土的战略发展……起先，我听得漫不经心，但越听越觉得老爸俨然是一位决策咨询专家：优势、劣势、机遇、风险，条分缕析，头头是道。还约定下周去该区实地考察，命令我妹妹备好面包车，因为他腿脚不便，面包车上可以放轮椅。我赶紧说，"老爸，我也去陪您考察。"并戏言："要不要发表老爸的'南巡'讲话？"老爸笑了，一位近90高龄的普普通通的知识分子。

@卉樱果：你爸爸在敬老院里有他共同兴趣的人吗？

回复@卉樱果：没有。他在那里很出众，人称"潘老"，俨然是个意见领袖。一人包一间房，布置得很好，衣服穿得山清水落，自我养生也很有规律，"过午不食"。自创气功，坚持练了17年，把心血管的疾病都治愈了。气色比我们子女都好。他订阅的报纸是《青年报》，足以看出他的心态吧。

九九重阳话孝亲，生养之恩重如山。乌鸦反哺羊跪乳，孝乃人基善为根。父母即是家中佛，心怀恭顺是真香。地狱何曾有孝廉，菩萨道上无逆子。

下午准备去敬老院看望老爸，虽然国庆节中午已经陪他吃过中饭，

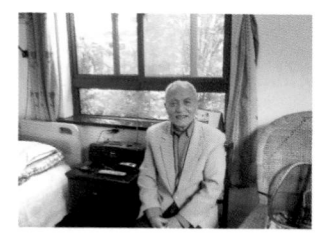

但今天是重阳节，一定得再去。老爸是中国毛纺业专家，不算母语，懂英、俄、日三国语言。作为工科的高级工程师，但其历史、地理、天文、文学相当精通。我这个中文专业的女儿自叹大大不如，而且老爸写得一手好字，老一辈的大学生真是全面发展啊！

老爸来电谈腐败

今天老爸用手机与我通话，内容是他看了《文汇报》刊登"俄罗斯高官同时晒'家底'"的事，结论是梅德韦杰夫和普金的收入与其他官员相比略显寒酸。由此，老爸引出我们的官员敢不敢晒家底的话题，他又慷慨激昂地抨击当今一些官场之怪现象，并且说了一些杜绝腐败的刚性措施，云云。他还真是不仅仅是"看病"，还"开药方"呢。我说，老爸是住在养老院，放眼全世界。可爱啊，我的老爸。

老爸与孙子

今天起个大早赶车去上海，一是到养老院看看88岁的老爸；二是见见刚考完试的一年级小孙子。一个带给我生命；一个延续我生命。我春节不回上海，提前与他们聚聚。听说上海这几天很冷，我有点怕了。理论与实践都证明崇明比上海的温度要低4~5℃，可我怎么一点不觉得冷，我已经完全融入了崇明，乐而忘返。我也已经融入了怡沁园——我的家。

妈妈，我想你

今天是母亲节，《佛说父母恩重难报经》中细数父母对子女的10种恩德：①怀胎守护恩；②临产受苦恩；③生子忘忧恩；④咽苦吐甘恩；⑤回干就湿恩；⑥哺乳养育恩；⑦洗濯不净恩；⑧远行忆念恩；⑨深加体恤恩；⑩究竟怜悯恩。佛说母年100岁，常忧80儿。欲知恩爱断，命尽起分离。

我老梦见妈妈，我想妈妈了。妈离开我们两年半了。每到毛豆上市，我就知道冰箱里再也没有妈妈为我剥好的毛豆了；天冷了，没有人来电话，"你要多穿条裤子"，因为妈知道我腿关节不好；夏天妈会对我说，"今天番茄很好，我帮你买些吧"。妈知道我手术后右手不能提重物，左脚不能负重……如果说这世界上有什么爱是让人扛着沉重但又无法卸下的，那就莫过于母爱了，母爱细腻到儿女的血液里。

我一直不明白，政府在给清明节以国定节假日身份的同时，为什么不给重阳节以同等的待遇？要知道，现状是清明节的墓地门庭若市，而重阳节的养老院却门可罗雀，此乃非厚养薄葬也。所以，清明我不会去上坟。妈妈，我在心里想你，念你，与你对话。

妈在那边一定很安心，5个儿女是她的满意，所以，她走的时候脸色居然是粉红色的，嘴角边微笑着，病房里的人还以为我们给妈化了妆呢。

我一直是妈妈的骄傲。妈，当你在外人面前介绍："这是我的大女儿"，那脸上浮出的神采，刻进了我的记忆。好，下辈子咱俩约好，还做母女，你是我的妈妈，我是你的女儿。我继续让你骄傲！

让孩子自己编故事　▼

@赵英敏：从女儿1岁起，每天晚上就给她讲故事，女儿出题目，我边讲边想下面的情节，从未间断过，白天偶尔也会讲。有一天发现女儿自己可以将故事延续，而且讲得非常好，也可以自己编一些小故事。于是，在这次的奖励制度中，特别加了一条是给妈妈讲一个故事得一个小红花。意在锻炼女儿的思维、语言表达能力。

编后语

让孩子复述你的故事，或让孩子自己编故事，讲给你听，都是一种绝妙的培养孩子表达能力、想象能力以及创新能力的方法。这样培养孩子，才是真正赢在起跑线上。

激励孩子的方法 ▼

@赵英敏：给女儿做了奖励制度，比如自己收玩具奖励一个小红花；早上自己穿衣服奖励；自觉完成作业；晚上给妈妈讲一个自编的故事……攒多了可兑现她想要的东西，比如书包、玩具。昨天女儿表现得特好，奖励了3朵小红花。看来孩子真得想点办法，让她养成一个良好的生活习惯，不能永远依赖于我们，学会自我完成。

编后语

这个方法很好，人是需要激励的，小孩子也不例外。培育小孩良好的生活习惯和做人的道理，这是学龄前应该完成的。这就是"家教"。这比让小孩超前去学五花八门的"知识"重要。从我小孙子身上，我体会多多……

孩子早用筷子，促进身体智力发育 ▼

统计发现，使用筷子进餐时间越早的孩子，其智商和动手能力均优于其他的孩子。在日本，学习使用筷子很早就成为一种幼教措施，而且还规定每年8月4日为"筷子节"。

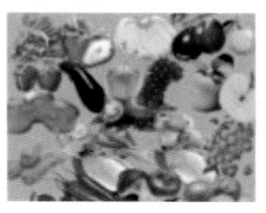

附　　录

潘肖珏的精、气、神

孔明珠

　　腾出一段时间要写潘老师了，我为此准备了很久，跟去听讲座，去她家采访，读她写的书，看其他报刊报道她的文字，翻出多年前为她写过的一篇文字。细细回想与潘肖珏相处过的日子，听她说过的一些话，我坐在电脑前好几天了，我竟然一时语塞，不知道应该怎样开头为潘老师写这篇一万字的人物传记。是因为搜集的材料太多无法取舍吗？是被潘肖珏丰富的人生经历震惊了吗？是太佩服她了？是心疼她？……

　　是的，也不是的。潘老师是中华人民共和国同年生人，她整个坎坷、向上、努力的过程就是我们这一代被称作"知识青年"的苦难史与奋斗史，她的成长就是千万个知识青年成长的缩影。年轻的时候，这些知识青年被错过最好的吸收优秀文化和营养的机会，他们心心念念要掌握自己的命运，可是为什么，他们的道路那么艰险，他们要成功是那么难，必得殚精竭虑、子规啼血？幸好我们走过来了，幸好我们这一代，还是赶上了好日子。

倔强、爱出风头的女孩，父亲是她的偶像

　　潘肖珏祖籍湖州，父亲出生在一个小商贩的家庭，爷爷奶奶起早贪

黑的劳动，可以养家，但是没有余钱供儿子读书。肖珏的父亲是独苗，自小爱读书。湖州这个地方好山水，文人墨客多，父亲骨子里天生对悠闲文化有良好的审美，无师自通，能用国画技法绘扇面，画完就去市场卖掉，换了钱付自己的学费。为了尽快毕业，父亲成绩超群得以跳级，一路自立求学，顺利考入纺织大学研究毛纺。那个年代的老大学生古文功底好，父亲竟然还懂三国外文，在国际羊毛局是个有分量的专家。

为什么先要讲潘肖珏的父亲？因为女孩心中的偶像就是父亲，她的好学、倔犟与自立的精神是打小就受父亲影响，被塑造的。潘肖珏家有5个孩子，肖珏是老大。因为崇拜父亲，喜欢围着他转，每天晚上父亲喝酒，肖珏就坐在边上陪他讲话。父亲喝酒，女孩吃酒里的枣子，很小就与爸爸攀谈很多事情，小到学校里与同学的龃龉，大到报纸上的国家大事都可以和爸爸讨论，理性思考问题的方式就是这样从小锻炼出来的。

父亲工作很忙，不及关心孩子的学习成绩，全靠他们自觉。潘肖珏其他成绩都很好，就是画画不及格，这让她非常沮丧。一次，自尊性极强的她偷偷涂改分数，却不小心越弄越糟糕把成绩单揸破了，这下引起了父亲的注意，立刻批评她。肖珏很委屈道，爸爸你画得那么好，却从来不教我！爸爸愣了一下问，今天画什么？南瓜，我来教你！妈妈赶紧去买来纸笔，父亲一笔一画地教女儿。可是，不喜欢的东西果然听不进，潘肖珏学不好，最后还是把爸爸画的交了作业。然而作业交出后女孩子心虚不已，肖珏盯着观察老师和同学的神色，日子实在太难过了，赶紧回家苦练，学会了画南瓜。以至于当一个男同学当众揭发说作业不是肖珏本人画的时，她立即把准备好的自己画的南瓜图拿出来，大叫"是我画的"！这件看似不大的事情潘肖珏记了一辈子。她说，童年记忆中，这件事印象太深了，我懂得了投机取巧真是得不偿失。由此举一反三，踏实学习，认真做人。

潘肖珏是1967届初中毕业生，小学阶段国家教育形势还属比较稳定，她积极向上，成绩好，喜欢体育，小学短跑全校第一名，跳远少年组两级运动员。同时她展露自己"意见领袖"的才能，在班上很有一呼百应的气势。可是她不懂为什么一直当不了红领巾大队长，连中队长也当不上，只是小队长而已。肖珏觉得他们都不如自己，不服气。6年级又要选中队长了，弄堂里有几个同学是每天来叫肖珏一起上学的好友。那天去选举的路上，肖珏就对她们讲，今天选举，你们都选我。她们都答应了。肖珏心里算了算，只要这些票数在，加上自己选自己，一定会选上。但是临到读票的时候，潘肖珏却落选了。挫折使肖珏明白与反思，原来自己行为上太强势，对方可能表面应付你，但不是真正的喜欢你。

潘肖珏中学原本可以考进市重点复兴中学，但是她人小主意大，去继光中学一看，操场上居然有跳伞塔，参加了跳伞队可以从空中跳下来，还有射击，太有劲！她激动之下选报了区重点继光中学。进中学之后，一口气把所有体育活动项目都报了名，成了田径队的骨干。中学里，潘肖珏的目标就是做中队长，她动脑筋把自己的"棱角"磨掉一些，学会处理人际关系，终于如愿以偿。潘肖珏在校园里很活跃，合唱队、朗诵组什么都有她的身影，她喜欢出风头，不怯场，常常充当学校大型节目报幕员的角色，享受在聚光灯下被关注。16岁生日一过马上就入了团，没多久就当了年级联合支部团支部书记。被学校送去《青年报》当少年记者外出采访。就在"文革"前夕，《青年报》头版登过对优秀学生干部潘肖珏的采访，有大幅照片。潘肖珏在继光中学很红。

很快"文革"来了，潘肖珏的父亲因为被归为反动学术权威，女儿成了兔崽子，工人出身的同学把潘肖珏胳膊上的红卫兵袖章扯掉，她只得加入班级狗崽子队伍。潘肖珏回忆起中学时被整的经历，惨然一笑说，其实我爸爸的问题还在其次，是因为学校红卫兵冲档案室，搜出所谓"黑材料"，发现这个高调的女孩子是学校内定的培养对象，不久后就要送到苏联去读书。这一来，激怒了这些"三代红"的红卫兵小将，组织人马杀到潘肖珏家抄家。

说起来也许有人不相信，"文革"抄家不是因为父亲，而因一个中学生的女儿。继光中学红卫兵到家里抄了两次家，以致街道房管所也顺带欺负他们，把潘家一间亭子间没收了。女儿觉得对不起家里，哭啊。妈妈更哭，她说房子是外公用一根金条顶的，和丈夫和女儿一毛钱关系也没有。理说到天边去，也不能收家里的房子呀。

潘肖珏的父亲有一段时间很恨这个太要出风头的女儿，妈妈也怪罪她。肖珏小小的年纪承受那么大的压力，心境可想而知。"文革"期间红色恐怖，冤冤相报，人人自危。因为父亲是反动学术权威，后阶段被冲击，戴高帽子，扫地。学校和居住地里委会都要求子女与父亲划清界限。潘肖珏觉得爸爸没错，坚决不肯，患难之中，父女和解。

动乱的日子里，学校都不上课了，潘肖珏空闲下来。因为愧对家里，便提出由她这个当大姐的来管账，操持家务。这期间，好强的女孩学会了裁缝、舞剑与烧菜三门实用技术。舞剑是为自我强身健体，烧菜是为父母减轻家务劳动，裁缝则是帮助家里省钱。

潘肖珏的特点就是，任何事情要么不做，一做必定风生水起，有声有色。她正经拜了一个师傅学裁缝，第一件作品是小弟弟的中山装，她到现在还记得很清楚：总共24块衣片！肖珏在苦难中懂事了，她合理安排时间，一早先去虹口公园舞剑，然后去菜场买菜，荤素搭配，勤俭持家，回家便是烧饭做菜，空下来看裁剪书，琢磨缝纫技术。大女儿为家庭分忧解难，让父母聊感欣慰。

追求进步，高考，一心想去广阔天地

1967届属于老三届，是在"文革"中毕业的，毕业去向有农村有工厂，有外地有市内。虽然历经挫折，潘肖珏仍然很单纯，她要求上进，想去农村广阔天地锻炼。她心想自己患有关节炎，黑龙江不能去，那么就去云南好了，那个地方暖和，于是给学校写了表决心的"献身书"。可是没想到，她的一番热血表白最后没有被校方接受。回想起来，当初的社会还是比较公平的，没有托关系开后门，也没有塞红包，校方评估各位同学的条件，考虑到潘肖珏是家里老大，又患有关节炎，就让她留在上海，进工厂，加入了工人阶级队伍。

潘肖珏进了化工局下的一家工厂，第一批学徒应该分配去食堂工作的。据说人事科干部一看照片小姑娘蛮漂亮，去食堂太可惜。那时候"一招鲜"（有技能）挺吃香的，便分配去了金工车间当车工。可惜潘肖珏不是那块料，由8级师傅带，无论如何也学不好车工技术，检讨下来主要还是不喜欢，没兴趣。此时厂里有支援小三线梅山的名额，潘肖珏马上报名坚决要求去。厂里欢送她，到达梅山基地培训了2个星期，潘肖珏却被退回了，理由是艺徒的身份不符合要求。接着潘肖珏又热血沸腾地报名去郊区金山石化厂，她身上好像有无穷的精力需要释放，一天到晚想着如何更好地投身沸腾的生活。

也许是命运轨迹无法改变，潘肖珏一而再、再而三地离不开她为之唾弃的城里人按部就班的生活，哪里也没去成，只得留在厂里当工人。直到1973年党中央一宣布恢复党组织生活，潘肖珏立刻打入党报告，在70多名年轻人中第一个入党。调到厂部工会负责职工业余教育，其中一项工作就是推荐工农兵大学生。

其实潘肖珏隐藏在心里最迫切的愿望就是上大学，她如饥似渴地吸取知识，一面自学，一面担任化工局技校的校长。这时，厂里来了个中医学院读书名额，肖珏尽管想得发慌，最后还是把名额让给了同事。在技校安心教书，兼授政治和语文课，培养出从1974~1978年共5届学生。

此处要说到潘肖珏一生为之心痛的事情：潘肖珏结婚以后，怀孕3个月带学生去秋游，一个学生不注意安全，从车上摔下来，头部受伤，被紧急送到医院开刀。潘肖珏心急如焚处理意外事故，竟得不到家长理解，在医院被学生家长围攻。怀孕3个月正是胎儿肾脏发育时期，母亲受到惊吓导致先天畸形。潘肖珏的儿子出生时被诊断为先天性马蹄肾而引起肾盂积水，肚子鼓胀，命在旦夕。由于婴儿太小，要养到3个月才能开刀切除一只肾。

如雷的打击让潘肖珏没坐好月子，为孩子治病不但花光了所有积蓄，欠下的债每个月扣工资，直到儿子14岁！按当时的政策，她可以养第二胎，潘肖珏为了专心抚养患病儿子，非但拒绝再生一个孩子，还因能提前3年拿到每月5元的"独生子女费"，毅然决定去医院绝育。不幸的是，这位争强好胜喜欢接受新鲜事物的女子，在报纸上看见推广"三合一"新式绝育法，就独自去做了绝育手术，术后还不舍得打车，乘公车回家。结果因新技术不过关，创伤太大，造成大出血，差点害死自己。到身体稍微恢复一点后，坚强的潘肖珏又在单位争取到3次献血机会，每次求医生多献100毫升，以此换来奖金贴补儿子治病。结果她终因体力透支，倒在授课的讲台上，急救到医院，是急性阑尾炎穿孔。那年潘肖珏33岁。

1977年全国高考制度恢复，潘肖珏夫妇俩都想读大学，婆婆是宁波人，有重男轻女的老思想，肖珏只好谦让一步，不考全日制，考入华东师范大学函授大学，白天上班，晚上读书。这样，既能保住工资，又不影响奖金。

华东师大中文系函授是为在职教师招生的，5年制本科。潘肖珏白天当校长，兼授两门课，晚上读函授，还兼授了上海胶带厂业余教育的语文课，赚到外快，花钱送儿子全托。那次昏倒在挣外快的课堂讲台上，是阑尾炎穿孔，差点变腹膜炎。手术第三天正好是大学形式逻辑课考试，她偷跑出去，按着腹部去参加考试，竟然还考了99分。

潘肖珏说自己的脑子是文科中的理科，逻辑思维比较强，语言学与现代汉语学得很好。1982年函授大学毕业后，潘肖珏身为共产党员，教学经验足，有本科文凭这三项优势并举，变得很吃香。在她面前，有三扇门同时打开，一是《新民晚报》复刊，可以考进去当编辑；二是上海党校成立，可以去当教师；三是上海电视大学新创办。此时，潘肖珏少年时期爱出风头的秉性又流露出来，选择了电视大学，因为可以上电视出镜！她开开心心地教授"现代汉语"，成了一名通过电视媒体覆盖全国上课的大学教师。

不久，由于只有函授大学的学历，让好胜心极强的潘肖珏又产生了压力，产生攻读研究生的想法。她打听到，广州暨南大学有 1 年半速成的研究生课程班。如果毕业，不仅函授生的帽子可以摘，还可申报晋升讲师。她终于说服丈夫和婆婆，以 36 岁"高龄"远赴广州暨南大学读研究生课程。

在广州读书生活水平高，潘肖珏自觉打两份工，一份是在暨南大学对外汉语教学系教外国人汉语，另一份是为广东省电视大学上课。她性格中的不安分因子始终活跃着，她要再跳一跳，摘取更甜更香的果子。回想这一年，潘肖珏说，真是如饥似渴读书的一年啊。在这得来不易的珍贵时间里，除了吃饭睡觉，肖珏就泡在图书馆内读书、做笔记，积累了大量的资料并寻找自己专业上的突破口。

在暨南大学，潘肖珏体会到，广州这个改革开放起步较早的沿海城市，当时公共关系意识觉醒得比较早，自己教授现代汉语，研究生课程主攻修辞学，而公共关系不就是讲沟通的吗？人和人之间的沟通当然主要是以语言为媒介的，不妨以"公共关系语言艺术"为自己的研究方向，将知识融会贯通，发掘新意，并和时代紧密结合，走出一条独特的学术之路来。

潘肖珏被自己的想法激动了，她立志要做好这件事情。经过努力，研究生班毕业时她交出的论文就是研究公共关系语言。当初潘肖珏与老公商量，怕他阻挠，骗他说读研只要 1 年，想等到快结束时说再要半年。1 年之后，潘肖珏老公真急了，死活不同意再续半年。当时潘肖珏的儿子在读小学 3 年级，没有母亲照顾，就快要留级了。

万般无奈，1988 年潘肖珏回到上海，在上海电视大学创办了第一届公共关系专业，开始撰写《公关语言艺术》书稿。在家里 11 平方米的斗室中，在一只缝纫机充当的饭桌和书桌上，在儿子做完功课、丈夫接着画完图纸以后，肖珏她写啊写，直到东方发白……1989 年，凝聚着肖珏心血的专著《公关语言艺术》一书由同济大学出版社出版了！上海电视大学很有眼光，为了能留住大有可为的潘肖珏，给她报销研究生学费，保留工作，后来还分给她两室一厅房子。

可是，就在一切似乎趋向完美的时候，命运之神来扼潘肖珏的喉咙。潘肖珏带的一位女学生因老师出差，常去她家照管潘老师儿子的功课，走进了她的家庭，夺走原本属于老师的爱情。

婚姻出错，事业成功，与死神赛跑

婚姻在女人一生中有着举足轻重的分量。家庭瓦解了，潘肖珏生性再理智，再想平静看待变故，身体还是不能承受，她患上了心脏病，还不得不看着16岁的儿子承受父母离异的痛楚。

1993年，我认识潘肖珏老师的时候，她已经是上海公共关系领域有一定知名度的女人了，我们在一起创办《交际与口才》杂志。印象中，潘老师穿一件黑色长风衣，翻出大红色的领子，总是风风火火地赶着来策划栏目，送稿件，介绍新作者。我很仰慕潘老师，一个成功的女人呀，就是这样的吧？！改革开放不久，我们这些被历史耽误了青春的女人，多么着急地想弥补失去的时光，拉住青春的尾巴，潘肖珏是我的榜样。

陆陆续续和潘肖珏交往，翻开她一页又一页记忆中的相片，渐渐和她的心走近，才知晓，一个女人要活得精彩，激发出身上所有的能量，付出的，有那么多。

潘肖珏著《公关语言艺术》是中国第一本公共关系语言类专著，20多年来再版4次，获优秀图书二等奖。这本书在我国公共关系事业从初级到发展并走向成熟的过程中，所起到的作用是不容忽视的。每一次重版时潘肖珏都认真修订，增补新内容。作为不少大学公共关系专业的教材，给学生以启蒙教育；作为学术专著，得到学术界的好评和赞誉。

1986年，上海公共关系协会成立，潘肖珏活跃在上海公共关系舞台上。1988年，她为上海电视大学创办了公共关系专业，任教研室主任。同时，接触社会，研究企业，解剖一个个活生生的"麻雀"，为专业研究提供鲜活的案例。潘肖珏是活跃的，她思想活跃，行动果敢，多年来一直利用自己的专长为企业服务，她说这是一种"双赢"。对学者来说，有义务传播公共关系意识，企业在专家的指导下应用公共关系理论，在实践中可以少走弯路；而专家也在传播中得到企业实践层面上的第一手资料，巩固和发展了理论基础。肖珏走的就是一条语言学→社会语言学→公共关系沟通→公共关系策划→企业文化应用→经营管理研究的学术应用之路。这是文化创新之路，是当代新学者之路。

在浙江台州首届企业咨询策划峰会上，潘肖珏做了有关品牌策划的讲课后，好几家有名的企业争相抢夺她去做个别辅导和咨询，她在企业家眼中几乎是一个"救星"。再翻开肖珏服务过的部分客户名册，瑞士汽巴加基公司、广东今日集团、宁波雅戈尔集团、上海汽车股份有限公司、海螺集团、浦东发展银行、申银万国证券公司、华源集团、昂立股份、吉利汽车……都是响当当的名牌。

很多听过潘肖珏讲课的人都说她讲的课内容鲜活，贴近社会和市场，信息含量大，而且便于操作。古人有语，"听君一席话，胜读十年书"。听潘老师的课，就像在你的面前一扇扇窗户被打开，新鲜的空气透进来，给你知识点，给你信息量，你可以插上翅膀飞翔。潘老师在上海图书馆"21世纪我们怎样做女人"演讲会上，身着一套大红色的中西式套装，在台上神采飞扬，侃侃而谈，赢得全场掌声和笑声一片。

潘肖珏一生受父亲影响很深。她说，成功的男人背后一定有个伟大的女人。如果我算是有点成功的话，那么，我背后的那个人就是我的爸爸。童年的时候，潘爸爸是女儿的偶像；中年时，潘爸爸始终是她最忠实的秘书、读者和心理王国的指路人。潘爸爸头脑聪明，思维活跃，喜欢接受新鲜事物，一生从事羊毛研究工作，退休后主动当起了女儿的秘书。他常年订七八种报纸，收听广播看电视，以犀利的眼光将全国乃至全世界有关公共关系、企业文化、经营管理等方面的最新观点搜集起来，在电话中和女儿交流，提出要点，修正女儿偏颇的观点。接着剪报，做摘要，分门别类地整理好交给爱女肖珏。

潘肖珏一直比较瘦，忙起来顾不上自己的身体，拼到55岁那年她终于病倒，从4月到9月短短半年不到的时间里，股骨颈骨折、乳腺癌，动了3次大手术。

要说潘肖珏从来没有惊慌、害怕过，没有彷徨、反复过，那是不可能的。暴风骤雨似的一系列检查，拉进去开刀，伤口愈合后，紧接着面对医生"你只有1年半生命"的诊判，潘肖珏反而镇静下来，就这样吧——我要"向死而生"！"我要做自己的医生"！

头脑清楚、性格倔强的潘肖珏在病床上躺着，细细体会，她确认生病与否，病得怎样，身体自己是懂的，它就是医生。潘老师把医学界治病方式分成两派：一派是鹰派，不看生病的人，疗病采用穷追猛打，弄到癌细胞没了，人也没了。另一派是鸽派，与疾病和平共处，让癌细胞休眠，病人自己的意识很重要，病人的主观能动性很重要。人不怕死是不会死的。

癌症病人开刀后一般就是不亚于开刀痛苦的化疗阶段。潘肖珏想，我的生命一共就1年半这点时间，我为什么要受大剂量化疗这样残酷的治疗，使身体千疮百孔？不，不要！我还有很多事没做，先抓紧做。整理了思路以后，潘肖珏拒绝了化疗，出院回家，到大学里提前办理退休，将手上的专业学术研究都停下来，集中所有精力投入到研究自己的病上面去。她看了大量医学文献，四处托人向中医、西医、好医生求教，研究、制订最符合自身的康复方案。

潘肖珏毕竟是老三届那一辈里面的佼佼者，是从风雨中趟过来的人。她说，患癌的人要直面现实，要想清楚，癌不等于死。当时才55岁，接受事实也并不是那么简单，因为想不通，晚上翻来覆去睡不着。直到身体告诉自己，情绪不好没好处。于是反过来想，人生就是一副牌，既然顺牌打不好，我就打倒牌。人不妨阿Q一点。细数一下，原先自己有心脏病、血压高那么多毛病；1996年去温州时坐的飞机降落不下来，差点机毁人亡。如果那天就死了，现在已经多活了9年了。把问题想透后，那年年初一，儿子媳妇来拜年，潘肖珏对儿子说有重要的话，且只说一遍。妈妈不要追悼会，不要骨灰盒，骨灰扔掉。

这样洒脱的人生态度，说起来又是受父亲的影响。潘爸爸70岁的时候心脏病很严重，要换瓣膜，家里人包括爸爸自己想，年纪老了不用换了，风湿性的也没有特效药治疗，就没换。但潘爸爸不灰心，自行研究站桩功，自创一套做法，怎么吃怎么锻炼，完全自作主张，自行安排。活到80岁，潘爸爸去做心脏超声，心脏病居然好了，高血压也没有了，一个人高高兴兴生活，今天88岁了。

执著、理性，艰难的康复道路

潘肖珏的书房中有满满三大柜子中医书籍，那是她在自我康复道路上积累起来的。她将自己的每一种疾病都当作一个课题来研究，采取"神农尝百草"的方法，亲身试验各种药方，坚持用中国传统中医针灸按摩的方法打通经脉，同时写下反应，为著书立说积累素材。她治病期间，利用自身的演讲才能，运用最熟悉的公共关系知识去结交医生朋友，放低教授的架子，谦虚谨慎，以诚待人。潘肖珏就有那么大的魅力，能说动专家坐飞机赶到上海为她治病，共同探讨。

前不久，《申江服务导报》用两整版报道了潘肖珏，题目是"潘肖珏，活着的每一天都是赚回来的"。之前《新民周刊》也两次采访这位著名的癌症斗士，《医谷杂志》有"病了，把身体交给谁——读潘肖珏教授生死博弈的人生"一文，都对这位传奇女性有大量的赞誉之辞。

其实在潘肖珏写第一本书的时候，没有那么多人认识到她的价值。当时，久未联系的潘老师打电话告诉我她写了一批人生感悟类的文章，请我看看有没有报纸杂志可以用。我一看大为惊讶，潘老师既感性又理性的文笔相当出色，特别是她的文章真实、感人，积极向上的人生态度与不乏幽默的处世风格，是我们这个浮躁的社会太需要的。我选择适合《交际与口才》读者的刊登，其他介绍给《现代家庭》杂志主编马尚龙。不久，潘老师"向死而生"的患病经历和勇气让读者反响强烈，赞扬和鼓励使潘老师的写作一发不可收拾。她擅长将创意策划用在自己的著作中，一本形式新颖、内容特别、极其有创意的新书《女人可以不得病——我的康复之路》诞生了。

《女人可以不得病》两年内再版两次，潘肖珏每次补充新内容，增加新的知识点，"在病房内"、"研究乳腺癌"、"爱情，亲情，友情"、"自然疗法，让我活了下来"、"赢得的生命，干什么"这5篇读来相当吸引人。很多病人是含着眼泪一口气读完的，然后写信给潘老师，想方设法要找到她。这本书就像一本福音，支持了那么多受乳腺癌困扰的女人，鼓舞了那么多奋斗在抗癌前线的病人。作为一般读者，我每读每被潘老师的精神所鼓舞，感叹、佩服。

潘肖珏病情稳定下来后，多次应邀去上海妇联、上海图书馆等举办的演讲会上作演讲，上电台做健康养生的节目，还深入到基层，甚至把演讲会开到医院里，让医生听她的治病康复理念。潘老师亲手做PPT，采集海内外最前沿的科学资料，分析借鉴，宣讲切磋。完全就是攻克科学难关的架势，是惠泽全人类的具体实施。

潘肖珏名声响了，变得越来越忙，她有些应付不暇，朋友们都不舍得她，不想把她的电话传出去，实在有病人求救就写信给潘老师。潘老师是个认真的人，回复邮件占用了她太多时间，而且点对点，一个病人的问题只能一个家属看到，需要N次重复回答同样的问题。

后来电台朋友告诉她说，新浪微博上有60多个信息是在找你，找得很苦，潘肖珏点击看了以后很感动。有一个温州的男子，老婆生癌他一直陪在旁边，说到上海来，一是看病，二是找潘老师。他老婆病情已经很严重，在上海看病，男子住在宾馆，天天医院跑来跑去。潘肖珏请朋友开了微博，取了个很有禅意的博名"关门即深山"（后改用真名潘肖珏），立即回信给这位男子，对他说，你老婆很有福分，然后细心指导给病人吃什么等等。如今潘肖珏的新浪微博基本上每天发一到两条，回答病友提问之外，还发一些健康养生知识与信息，自己研究烹调的养生食物，她还学会发照片、转贴，积累了不少人气。

第一本书《女人可以不得病》印刷了两版之后，相隔两年，潘肖珏又出版了新书《我们该把自己交给谁》，站在更高的高度来讲述、讨论管理女性生理与心理方面的心得体会。推出一系列诸如"恩宠细胞：激发自愈力"、"医学的最高境界是养生"等新鲜而独到的观点。

出书、演讲、开微博，潘肖珏的目的就是能帮到多少人，就帮多少人。被判"死刑"到如今，潘肖珏已经7岁了，她非常痛心地看着一个个和自己当初差不多病情的女人离世，为之扼腕不已。采访潘老师的前一天，她被请去松江看一位病人，很优秀的一位女性，50开外，起初病情比自己轻，开刀是最好的医生，规定的疗程全部按照医嘱，但是癌细胞12个月转到肺，16个月转到脑子，18个月到骨头。接着放疗，到20多个月"被回家"。潘肖珏拿着自己舍不得吃，托人在香港买的900多港币一瓶的月见草油，送给这位病人。她很理解这种病人，生病总是先找医生，实在没办法了，找到她。她想，如果大家能够改变一点观念，生病了，既把身体交给医生，同时也要交给自己；打仗要研究敌人，要备足粮草呀。但是，这些说起来容易，我自己可以选择，不能代其他人选择。

复旦大学年轻教师于娟罹患癌症之后，也来找过潘肖珏。潘老师介绍了自己抗癌过程，同时把自己认为最好的自己在吃的药送给于娟。令人痛心的是，于娟当时还很精神的，但是后来的一系列化疗将她彻底摧垮，身体产生了耐药性，整个系统包括肝、脾、心都不行了，最后撇下年幼的孩子，写下《此生未了……》告别了人生。

反省、感恩，通达的人生哲学

潘肖珏有过两段婚姻，现在是独身一人居住，用一个钟点工帮忙，大多数事情都是靠自己打理，但精神上很充实。回顾那两段已经逝去的婚姻，潘肖珏显得很豁达，她感谢这两位陪伴过她的男人，尤其对第一任丈夫，显示出宽容的心态。

潘肖珏生病之后，学会了天天反省，时时反省。她觉得婚姻破裂双方都有责任，她研究婚姻，研究两性关系，新著《我们该把自己交给谁》中有一编专门讲述爱情、亲情与友情。在被主持人问到"婚姻场里的'女人经'应该从哪里念起"时，潘肖珏相当形象而有趣地回答，应该始于婚姻之前，先要念"匹配经"。她将之归纳为3种匹配状态：第一类是鸽子和鸭子的配对，第二类是苹果和生梨的配对，第三类是大饼和油条的配对。她认为，第一类属于艰巨的配对，第二类属合理配对，第三类是一种绝配！读来让人忍俊不禁，又频频点头称是。

2011年3月25日，潘肖珏在上海书城开《我把自己交给谁》新书发布会，场面很热闹，有的读者在电台里听到消息，下午2点的签售，他们上午10点半就去了，带着干粮排队在书店等候。潘肖珏又感激又心疼几位老人，吩咐他们快点回去。书城的员工说，鼎盛时期的周立波在书城搞签售，1小时签400本，我们潘老师的书不声不响能签320本，太牛了！

那天，潘肖珏的前夫闻讯赶来上海书城，买了书请她签名，现场见证了潘老师最风光的一面。潘肖珏知道前夫离开她之后，感情之路并不顺利，但是心态调整得不错，也很欣慰。而前夫那天回家后，按捺不住心情，发了一条短信说："肖珏，我真为你高兴，你如今这么成功，这么优秀，真了不起，签名售书的场面太壮观了。"

而对于后一任丈夫，潘老师也实事求是怀有感激之情，毕竟患病的起初，他还是陪伴在身边的，至于后来要求离开，是因为身体不好，患有气管炎，承受不了也能理解的。潘老师精神站得高了，气慢慢平息下来，在出版新书的时候，尊重前夫的意见，把与他有关的段落都删掉，并作了说明。

很多人都有体会，经历过一场灾难之后，包括大病、车祸、地震之类差点毁灭生命的事端之后，人会大彻大悟。显然，对于聪明灵性的潘肖珏来讲，大彻大悟并不简单停留在"想穿了，想吃啥吃啥，想买啥买啥"那样的低层次。她反省，将自己的人生细细梳理，平静地找自我弱点，记下。她感恩，向医生感恩，向朋友感恩，向父母感恩，向所有帮助到她的食物、药物、大自然感恩。在《我们该把自己交给谁》"感恩我的治疗医生"中，潘肖珏将好医生分享给需要帮助的病友们，制造双赢以致多赢的格局。

我深深感到，这次采访与写稿的过程是向潘肖珏学习的过程。潘肖珏有大勇气，这样的患病难关能被她因势利导，绝地反攻；潘肖珏有大智慧，她为别人策划了大半辈子公关案例，此次为自己的人生策划走向。最重要的是，潘肖珏心中有大爱，她悟透了人生，赠人玫瑰，手有余香，奉献爱，自己也得到幸福。

活着的每一天都是赚来的

丁丁

听说潘肖珏病例的时候，我们感到很不可思议，怎么有人能够在医生都认定只剩1年半生命的情况下，仅靠自己研究摸索治好了乳腺癌，逆转了股骨头坏死。带着钦佩和好奇，我们来到了潘肖珏家中，听她斗败病魔的经历。

简简单单神完气足

来到潘肖珏家中，她正在做午饭，掀开汤锅，里头是鹅肉、山楂和玉米一起炖的汤。潘老师在一边解释说，这两天她肝火略旺，鹅肉按中医的说法可以解五脏之热，"而且鹅肉被称为'肉中之王'，脂肪构造类似于橄榄油，对抗癌也有帮助"。

眼前的潘肖珏神采奕奕，皮肤不干不油，10个指甲底部都有"小太阳"。尤其是那头乌黑发亮的短发让年轻人也羡慕不已，密而顺，有光泽，看不见白发。当听说潘肖珏已经63岁时，记者惊讶得合不拢嘴。"我平时什么化妆品、保养品都不用"。潘肖珏展示了洗漱台，除了凡士林和竹盐牙膏，四处空空。"患病前，我先生最烦的就是桌上一整排瓶瓶罐罐。得癌症以后，我意识到以前的生活方式不健康。现在我只有冬天太干时会涂下凡士林，一个皮肤科医生教我用竹盐牙膏当洗面奶，生活越来越简单"。

这些生理上奇迹般的变化潘肖珏自己也说不太清楚，但她确信养生才是根本的年轻之道。"生病前，我也有些白头发，头顶头发也开始变疏，左脸颊还生出一块很大的老年斑。"开始抗癌的几年间，她的白发消失了，黑发还越来越茂盛，甚至老年斑都逐渐褪去，只能依稀看到一点很淡的印迹。"我今年63岁了，32颗牙齿，一颗都没有松动。我想就是因为养生后把内在调理顺了，身体修复好了，外在的也就不会出问题了"。

抗癌之路苦尝百草

"开始学养生，就是为了求生"。2005年4月到9月，短短5个月间潘肖珏动了3次大手术，她因股骨骨折，躺在病床上又查出乳腺癌。在左腿敲进3根钢钉，乳腺癌手术后，医生劝她接受化疗缓解病情，不然，生命就剩下1年半时间了。而且，由于双侧股骨头坏死，她很可能终生坐在轮椅上。"既然只有1年半，那么我绝不要在化疗的痛苦中度过。所以我出院了，我尝试着寻找解决的办法"。即使作为病人，潘肖珏也有自己的信念："我决定把结果先放一放，不管那些，先去找得病的原因"。

房间里满满三大柜子的中医书籍就是她7年间积累下来的。对她来说，每个疾病都是一个课题，她自己把这些课题研究透了，并找到解决之道。过关斩将，她把病魔一个个撂倒。

为了对付乳腺癌，潘肖珏"神农尝百草"，吃遍很多食疗方；为了对付股骨头坏死，她坚持用针灸按摩的方法打通经络，事实证明潘肖珏是对的。"你看现在，我走路完全没问题，还会去小区散步"。拍片的结果更令人惊奇：骨小梁又重生了，新的骨头真的长出来了。"中科院院士、西医大家汤钊猷都惊叹，他做外科这么多年，再清楚不过，股骨头坏死是不可以逆转的。但我就逆转了。之前，他们说我只能活1年半，现在已经第7年了，我的身体越来越好"。潘肖珏很自豪："我活着的每一天，都是自己赚回来的"。

养生之道在于应变

如今，潘肖珏已经摸索出一套自己的养生方法，但最重要的养生理念，就是"要应变"。换言之，就是根据天地之气的变化调解饮食起居。

久病成良医，此话不假。"我看自己舌苔红，口气重，眼模糊，就知道肝火旺，那么就会配合饮食，喝些玫瑰菊花茶。这两日秋燥，肺里有热，晚上我就准备熬点百合绿豆粥。"

日常生活更是规律。早晨6点醒来，她就温水送服益生菌粉，躺在床上听着音乐做半小时放松功。根据身体情况服用一些抗氧化剂，再花半小时按摩肠胃。早饭是自己调的养生糊，根据天气时令放不同的谷物，来一杯苹果汁，结束。

尽管居家的时间多，运动仍然不可缺少。两套广播体操，一套练功十八法，都是潘肖珏每日不可少的功课。除此之外，她还推荐任何人都可以轻松完成的静坐："静坐的时候，要保持胯、膝、腕关节3个90°，双手放膝，然后静思"。

最后，我们请潘肖珏给年轻人一些健康建议，她以自己的经验，建议年轻人要为健康管理做好以下4件事：

（1）管理压力：学会将生活与工作区分，如果生活就是工作，将以健康为成本，且不能长期经营。没有时间养生，那就一定有时间生病。

（2）管理作息时间：现在的都市生活有许多诱惑，让人不愿意睡觉，要学会取舍。休息是为了更好地工作。

（3）管理嘴巴：荤素比例最好是3∶7，至少也应该是4∶6。

（4）管好腿：一定要找一样自己喜欢的运动，让身体代谢毒素。"一个人的生活，最重要的是灵魂的饱满"。潘肖珏最后对我们说，"有大智慧，足以养心养生。"

医师来点评

每个人都有自己一套独特的生活方式和养生经验，甲之蜜糖，乙之砒霜。我们仅就个案上养生习惯上的小问题，请相关医师答疑解惑。本次有请应象中医的医师杨永晓。

Q：潘老师自觉自己最近消化不太好，有口气，早上在吃鸡内金粉，是对是错？

A：基本正确。鸡内金是指家鸡的砂囊内壁，晒干炒焦后用于治疗人体的消化不良，效果极佳。鸡内金对消化不良，伴有舌红苔黄或薄黄、便秘、口气的症状比较对证。此外，鸡内金也有消除癥瘕的作用，对抑制肿瘤也有帮助。

Q：潘老师最近买了一把古琴，想学习古琴。弹奏古琴、练习书法这样的活动对于调节人的身心有什么具体的作用呢？

A："治肿瘤"不容易，其实"得肿瘤"也不容易。多数肿瘤在形成实体瘤被发现之前，都有长达10~15年的不良生活方式、压力情绪问题的积累时间。对于乳腺肿瘤，10多年或数十年的压力过大、情绪不调达，很可能是主要的致病原因。古琴、书法、太极、瑜伽、静坐都能让身心放松，让人体恢复到自然状态，改变了疾病发生的基础环境，激发人体强大自愈的潜能。

Q：如何评价潘老师拒绝外科手术换骨，采取针灸手段疏通经络，使得坏死的股股头重生这个奇迹？

A：人体是我们所知的进化最先进、最完美的生物体，因此它的强大的自愈机制，自我修复能力还有很多没有被现代科学所完全认识。当人体这台最先进的机器的自愈力被中医调动起来以后，其自我修复的效果有时候会超出现代科学认识的范围。所以，中医临床过程中会有一些被西医认为是奇迹的案例发生。但遗憾的是，这种奇迹往往可重复性比较差。

Q：潘老师感觉自己的肠胃由于在抗癌的过程中尝试和摸索了太多的中西药而不太好，如何循序渐进地调理肠胃？

A：在5年抗癌成功后，只要生活方式健康、压力调整合理，可以进一步地减少药物的使用，包括对中药的依赖，可以用一些药食同源的中药来调理。总之，把中医和中国文化的思想，而非药物，融入生活，达到"润物细无声"的境界，肠胃自然也就好了。